Evenwichtsoefening

Een eiwitarm kookboek

100 smaakvolle gerechten voor een eiwitarme levensstijl

Esther Groen

Alle rechten voorbehouden.
Vrijwaring

De daarin opgenomen informatie is bedoeld als een uitgebreide verzameling strategieën waar de auteur van dit eBook onderzoek naar heeft gedaan. Samenvattingen, strategieën, tips en trucs zijn slechts aanbevelingen van de auteur en het lezen van dit eBook garandeert niet dat de resultaten exact de resultaten van de auteur zullen weerspiegelen. De auteur van het eBook heeft alle redelijke inspanningen geleverd om actuele en nauwkeurige informatie aan de lezers van het eBook te verstrekken. De auteur en zijn medewerkers kunnen niet aansprakelijk worden gesteld voor eventuele onopzettelijke fouten of weglatingen. Het materiaal in het eBook kan informatie van derden bevatten. Materiaal van derden bestaat uit de meningen van de eigenaren ervan. Als zodanig aanvaardt de auteur van het eBook geen verantwoordelijkheid of aansprakelijkheid voor materiaal of meningen van derden. Of het nu komt door de vooruitgang van het internet, of door de onvoorziene veranderingen in het bedrijfsbeleid en de redactionele indieningsrichtlijnen, wat op het moment van dit schrijven als feit wordt vermeld, kan later achterhaald of niet van toepassing zijn.

Op het eBook rust copyright © 2023, alle rechten voorbehouden. Het is illegaal om dit eBook geheel of gedeeltelijk te herdistribueren, kopiëren of er afgeleid werk van te maken. Geen enkel deel van dit rapport mag worden gereproduceerd of opnieuw verzonden in welke vorm dan ook zonder de schriftelijke, uitdrukkelijke en ondertekende toestemming van de auteur.

INVOERING 8

ONTBIJT 10

    1. Ontbijt Taco's 10

    2. Barbecue hasj 13

    3. Olijf- en kruidenfrittata 16

    4. Frittata van asperges 19

    5. Aardbei-Amandel Toast 22

    6. Chocolade Chip Pannenkoeken 24

    7. Chocolade-walnootwafels 27

    8. Zoete pannenkoeken met laag eiwitgehalte 30

    9. Tosti met banaan en chocolade 32

    10. Tosti met kaas en pesto 34

SNACKS EN BIJZONDERHEDEN 36

    11. Saffraanrijst met pistachenoten 36

    12. Balsamico Geroosterde Wortelen 39

    13. Geroosterde aardappelen 41

    14. Kaasachtige pompoenschotel 44

    15. Chips en Guacamole 47

    16. Pittige Snackmix 50

    17. Mueslirepen en gedroogde kersen 53

    18. Fruit- en notenmuffins 56

    19. Varkensvlees- en amandelgehaktballetjes 59

DESSERTS 62

    20. Dubbele Pompoen Snackrepen 62

    21. Appeltaart oogsten 65

    22. Chocolade-Courgette Snackcake 68

    23. Koekjes bakken met pindasaus 71

    24. Chocolade-Amandel Macarons 74

25. Kalkoengehaktbrood..77
26. Chocolade-cranberrykoekjes...80
27. Santa Fe Turkije-pizza's..83
28. Sinaasappelfrappé met Aardbeien................................86
29. Bessensorbet...88
30. Sushi...90
31. Bosbessenmuffins..93
32. Stroop taart..96
33. Affogato 'ijs'..99
34. Koffie 'ijs'..102
35. Koffie brownies...105
36. Appelschijfjes...108
37. Pan haggerty..111
38. Paaseimousse...114
39. Jammie koekjes...117
40. Eton Mess..120
41. Meringue...122

BROODJES EN HAMBURGERS...125

42. Champignonsandwich..125
43. Gegrilde Champignonburgers......................................128
44. Olijf-roomkaassandwiches...130
45. Zalmsandwiches met Wasabi.......................................132
46. Kaasachtige kippensandwich.......................................134
47. Kalkoenpanini met avocado..137
48. Gegrilde Hamsandwiches...140
49. Citroen Aioli Tonijnburger..143
50. Barbecue Pulled Pork..146

.S OEPEN & SALADES...149

51. Gekoelde zomersoep...149

52. Tomaten-Avocadosoep 152

53. Pompoensoep 155

54. Afrikaanse Pindasoep 158

55. Linzensoep 161

56. Italiaanse Groenten- en Bonensoep 164

57. Kaasvrije rundvlees-uiensoep 167

58. Broccoli-Pecannotensalade 170

59. Pastasalade met tortellini 172

60. Gerst-bonensalade 174

61. Spinaziesalade met Avocado 177

62. Franse Linzensalade 180

63. Eiersalade Schotel 184

64. Klassieke Griekse garnalensalade 187

65. Feestelijke kalkoensalade 190

66. Curry-gerst- en garnalensalade 193

67. Penne à la Norma 196

68. GAZPACHO 199

69. GESTOKEN RODE KOOL 201

70. FRANSE UIENSOEP 204

GEVOGELTE 207

71. Kip met avocado-sinaasappelsalsa 207

72. Gebakken kip en groenten 210

73. Oranje Kip en Broccoli 213

74. Szechuan-kip en rijst 216

75. Kip met peren en walnoten 219

76. Mexicaanse kip met pompoenpitten 222

77. Gebakken Citroenkip 225

78. Kip parmezaan 228

79. Gevulde Kiprollade 230

80. Pittige Turkije Chili 233

VIS & ZEEVRUCHTEN..**236**

    81. Zalm met peultjes..236

    82. Met courgette gevulde tong..................................239

    83. Geroosterde Bot Met Artisjokken..........................242

    84. Geroosterde Kabeljauw Met Venkel.......................245

    85. Gestoomde tilapia met pesto................................248

    86. Knoflook garnaal...251

    87. Sint-jakobsschelpen in Jamaicaanse stijl...................255

    88. Citroenlinguine met coquilles................................258

VEGETARISCH..**261**

    89. Tofu Roerbak...261

    90. Tofu met kokoscurry..264

    91. Linzen- en bloemkoolcurry.....................................267

    92. Vegetarische Picadillo met Cashewnoten.................270

    93. Soba-noedels met pindasaus..................................273

    94. Fusilli met champignons en snijbiet........................276

    95. Gevulde paprika's op Mexicaanse wijze..................279

    96. Gnocchi-braadpan..282

ETEN..**285**

    97. Filet Mignon Met Mosterd....................................285

    98. Griekse aubergine ovenschotel...............................288

    99. Vijfkruiden-pecannotenvarkensvlees.......................291

    100. Gegrilde varkenskarbonades met sinaasappel...........294

CONCLUSIE..**297**

INVOERING

Welkom bij 'Evenwichtsoefening een kookboek met weinig eiwitten'. Op het gebied van dieetbeperkingen begrijpen we de uitdagingen van het handhaven van een eiwitarme levensstijl terwijl we ons toch kunnen overgeven aan heerlijke, bevredigende maaltijden. Dit kookboek is je metgezel op een culinaire reis die bewijst dat je smaak niet hoeft op te offeren voor gezondheid.

Of u nu een eiwitarm dieet volgt vanwege medische redenen, persoonlijke keuzes of specifieke dieetwensen, onze verzameling recepten is ontworpen om u te helpen genieten van een evenwichtig, voedzaam en smaakvol leven. Wij zijn van mening dat goed eten nooit mag betekenen dat je concessies moet doen aan smaak of variatie. Via deze pagina's bieden wij u een schat aan creatieve recepten aan die het eiwitgehalte minimaliseren zonder dat dit ten koste gaat van het eetplezier.

Onze recepten omarmen de levendige wereld van fruit, groenten, granen en plantaardige ingrediënten, wat bewijst dat een eiwitarm dieet rijk kan zijn aan kleur, textuur en vooral smaak. Van ontbijt tot diner, van snacks tot speciale gelegenheden: wij hebben ideeën en gerechten voor u die niet alleen voedzaam zijn, maar ook een genot om van te genieten.

ONTBIJT

1. ## Ontbijt Taco's

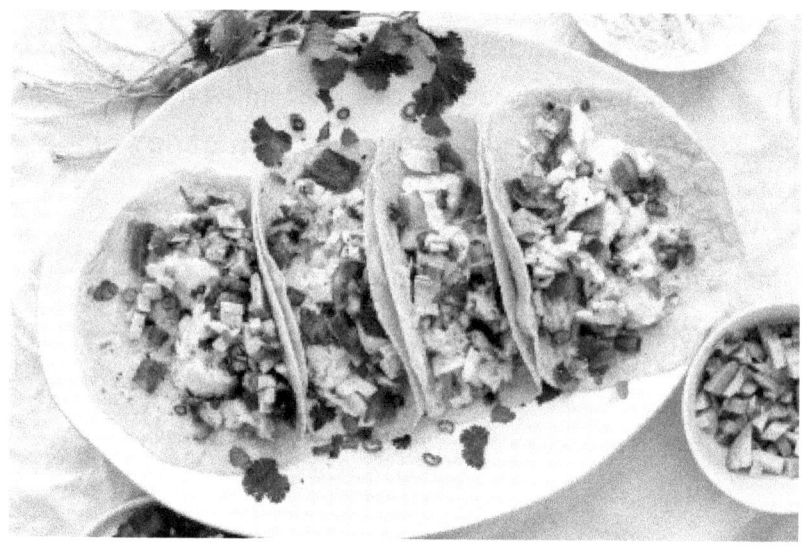

INGREDIËNTEN

- 1 theelepel gemalen komijn
- 1 (15 ounce) blik roze bonen zonder zout
- 4 lente-uitjes, in plakjes gesneden
- 1 kleine rode paprika, in dunne reepjes gesneden
- ½ kopje natriumarme kippenbouillon
- 2 teentjes knoflook, fijngehakt
- 4 eieren
- 4 eetlepels vetvrij yoghurt
- 4 eetlepels salsa
- 8 (6") maïstortilla's, geroosterd

a) met antiaanbaklaag van 10 inch op middelhoog vuur. Voeg de komijn toe en kook, af en toe roerend, ongeveer 30 seconden, of tot het geurig is. Voeg de bonen, lente-uitjes, paprika, bouillon en knoflook toe. Breng aan de kook en zet het vuur lager, zodat het mengsel kookt. Kook gedurende 8 minuten.

b) Maak met de achterkant van de lepel vier inkepingen in de bonen. Breek elk ei in een custardbekertje en giet het in elk kuiltje. Dek af en kook ongeveer 8 minuten.

c) Schep elke portie bonenmengsel met eieren op een bord. Strooi de olijven over en rondom de bonen. Bestrijk elke portie met 1 eetlepel yoghurt en 1 eetlepel salsa.

2. Barbecue hasj

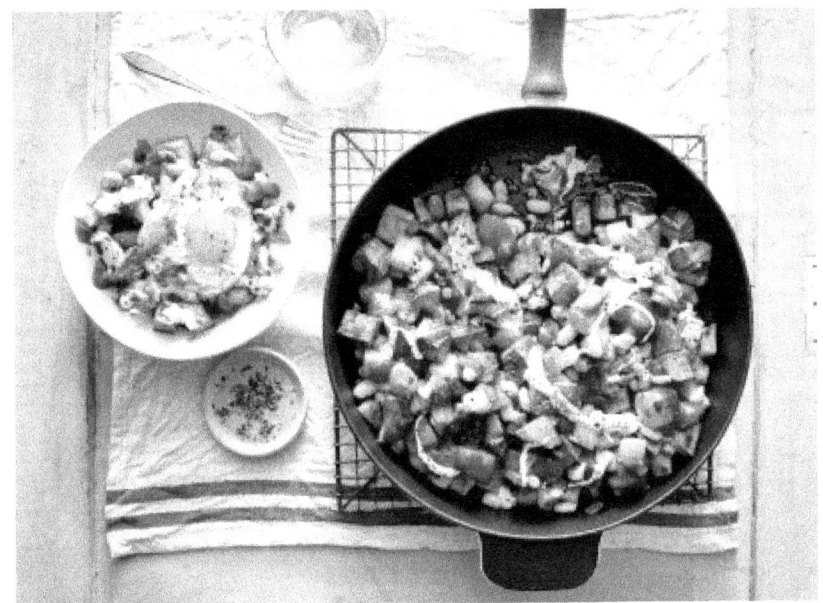

INGREDIËNTEN

- 3 zoete aardappelen, geschild en in stukjes gesneden
- 1 (8-ounce) pakket tempeh, gehakt
- 1 ui, fijngehakt
- 1 rode paprika, fijngehakt
- 1 eetlepel in de winkel gekochte barbecuesaus
- 1 theelepel Cajunkruiden
- $\frac{1}{4}$ kopje gehakte verse peterselie
- 4 eieren Pepersaus (optioneel)

a) Verhit 3 eetlepels olie in een grote koekenpan met anti-aanbaklaag op middelhoog vuur. Voeg de zoete aardappelen en de tempeh toe en kook, af en toe roerend, gedurende 5 minuten, of tot het mengsel bruin begint te worden. Zet het vuur laag.

b) Voeg de ui en paprika toe en kook nog 12 minuten, onder regelmatig roeren aan het einde van de kooktijd, tot de tempeh bruin is en de aardappelen gaar zijn.

c) Voeg de barbecuesaus, Cajun-kruiden en peterselie toe. Meng om te combineren en verdeel het vervolgens over 4 serveerborden.

d) Veeg de koekenpan schoon met keukenpapier. Zet het vuur middelhoog en voeg de resterende 1 eetlepel olie toe. Breek de eieren in de pan en kook tot de gewenste gaarheid.

e) Schuif een ei op elke portie hasj en serveer meteen. Geef desgewenst hete pepersaus door aan tafel.

3. Olijf- en kruidenfrittata

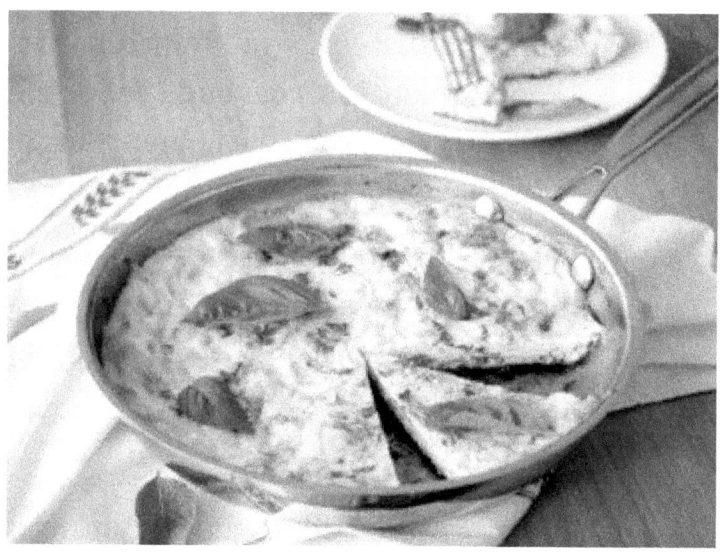

INGREDIËNTEN

- 1 theelepel olijfolie, bij voorkeur extra vierge
- 3/4 kopje gehakte rode paprika
- 3/4 kopje gehakte groene paprika
- 3/4 kop (3 ounces) geraspte Monterey Jack-kaas met verlaagd vetgehalte
- 2 eetlepels gehakte verse basilicum
- 5 eieren + 2 eiwitten, lichtgeklopt
- ¼ theelepel zout Gemalen zwarte peper

a) Verwarm de oven voor op 375 ° F. Smeer een ovenvaste koekenpan van 9 inch in met plantaardige oliespray. Zet op middelhoog vuur. Voeg de olie toe. Verwarm gedurende 30 seconden. Voeg de paprika toe. Kook, af en toe roerend, ongeveer 5 minuten, of tot het net zacht is. Strooi de kaas en basilicum in de pan. Voeg de eieren, het eiwit, de olijven, het zout en de peper toe.

b) Bak ongeveer 30 minuten, of tot de eieren gestold zijn. Licht staan om iets af te koelen. Snijd in partjes.

4. Frittata van asperges

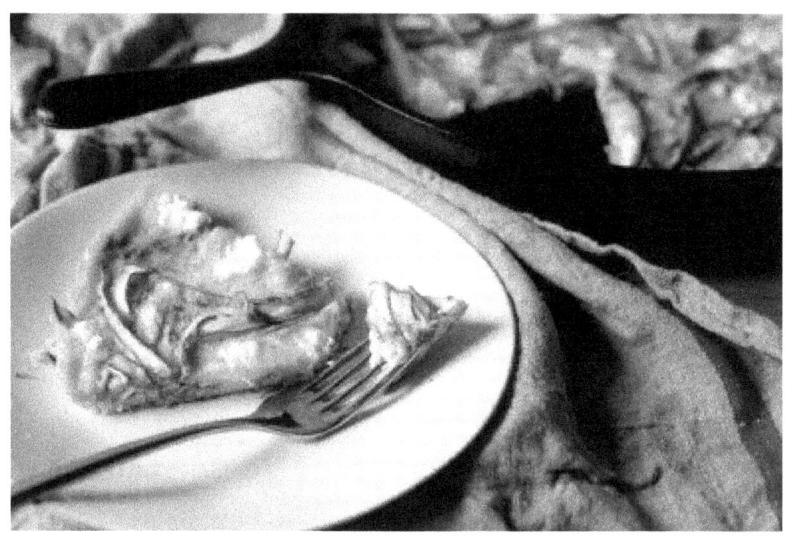

INGREDIËNTEN

- ½ pond asperges, in stukjes van 1" gesneden
- ¼ ui, fijngehakt
- 4 eieren
- 2 eiwitten
- 2 eetlepels koud water
- 2 theelepels vers geraspte sinaasappelschil
- ¼ theelepel zout Versgemalen zwarte peper

a) Verwarm de oven voor op 350 ° F. Verhit een ovenvaste koekenpan van 25 cm met anti-aanbaklaag op middelhoog vuur gedurende 1 minuut. Voeg de olie toe en verwarm gedurende 30 seconden. Voeg de asperges en ui toe. Kook al roerend ongeveer 2 minuten, of tot de asperges heldergroen zijn.

b) Klop ondertussen de eieren, het eiwit, het water, de sinaasappelschil en het zout. Giet het in de pan en kook gedurende 2 minuten, of tot het begint te stollen op de bodem. Gebruik een siliconen spatel om de vaste randen op te tillen en laat het ongekookte mengsel eronder lopen. Breng goed op smaak met de peper.

c) Stuur het naar de oven en bak gedurende 6 minuten. Gebruik de spatel om de rand van het eimengsel op te tillen en kantel de pan zodat eventueel ongekookt ei en olie eronder kunnen lopen. Bak ongeveer 6 minuten langer, of tot het gepoft en goudbruin is.

5. Aardbei-Amandel Toast

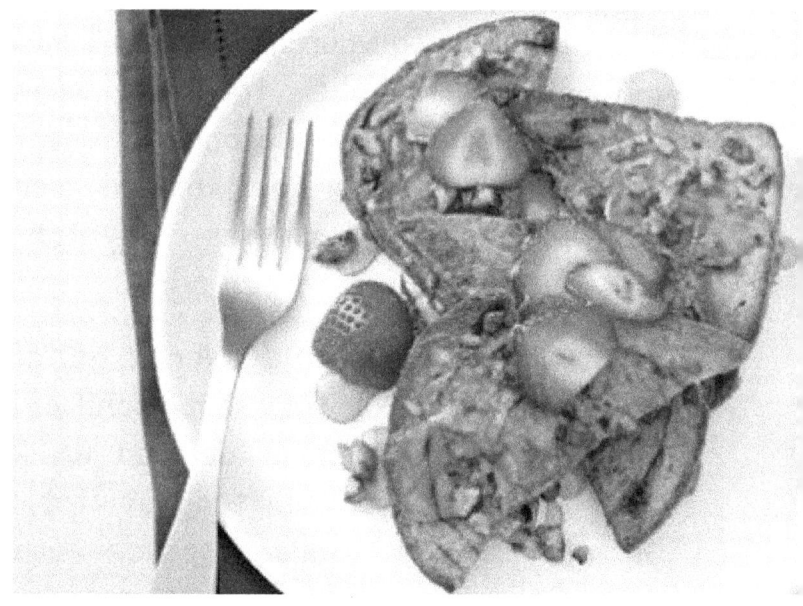

INGREDIËNTEN

- 1 ei
- ¼ kopje vetvrije melk
- ¼ theelepel gemalen kaneel
- 1 sneetje volkorenbrood
- 1 theelepel transvrije margarine
- ½ kopje gesneden aardbeien

a) Klop het ei in een ondiepe kom met de melk en kaneel. Doop beide kanten van het brood in het eimengsel.

b) Smelt de margarine in een koekenpan met anti-aanbaklaag op middelhoog vuur. Bak het brood ongeveer 2 tot 3 minuten per kant, of tot het goudbruin is. Snijd diagonaal doormidden. Leg de helft op een bord. Garneer met de helft van de aardbeien en amandelen.

c) Bedek met de andere toasthelft en de resterende aardbeien en amandelen.

6. Chocolade Chip Pannenkoeken

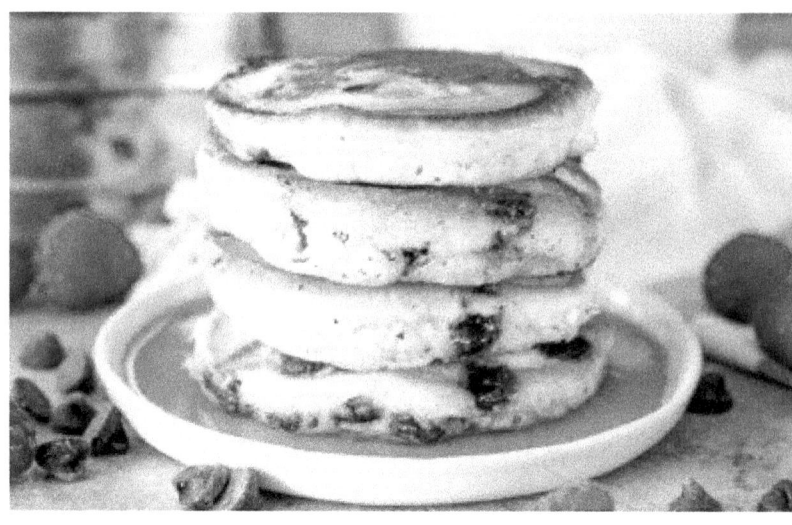

INGREDIËNTEN

- 2/3 kop volkorenmeel
- 2/3 kopje ongebleekte bloem voor alle doeleinden
- 1/3 kopje maïsmeel
- 1 eetlepel bakpoeder
- ½ theelepel zuiveringszout
- 2 kopjes magere vanille-yoghurt
- 3/4 kopje vetvrije eiervervanger
- 2 eetlepels koolzaadolie
- 3/4 kop niet-zuivelgeklopte topping

a) Meng de bloem, maïsmeel, bakpoeder en zuiveringszout in een grote kom. Roer de yoghurt, eiervervanger, chocoladestukjes en olie erdoor.

b) Smeer een grote koekenpan met anti-aanbaklaag in met kookspray en verwarm op middelhoog vuur.

c) Schep voor elke pannenkoek 2 eetlepels beslag in de koekenpan. Kook de pannenkoeken gedurende 2 minuten, of tot er belletjes op het oppervlak verschijnen en de randen stevig zijn. Draai om en kook tot het lichtbruin is, ongeveer 2 minuten langer. Herhaal met het resterende beslag.

d) Bestrijk elke pannenkoek met 1 theelepel opgeklopte topping.

7. Chocolade-walnootwafels

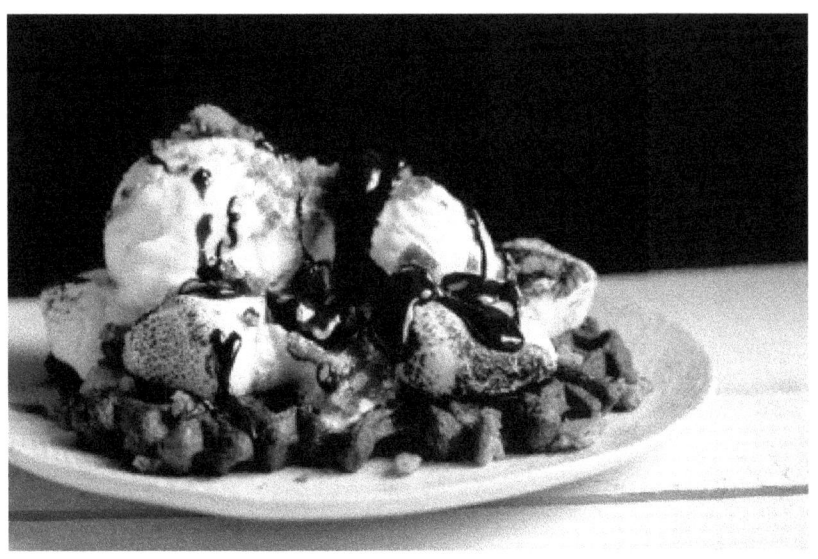

INGREDIËNTEN

- 1½ kopjes volkoren banketmeel
- ½ kopje ongezoet cacaopoeder
- 2 theelepels bakpoeder
- ¼ theelepel zuiveringszout
- 1 kopje 1% melk
- ½ kopje verpakte bruine suiker
- 2 theelepels espressopoeder
- 3 eetlepels lichte olijfolie
- 3 eiwitten
- 1/8 theelepel zout
- 3 eetlepels ahornsiroop

a) Meng de bloem, cacaopoeder, bakpoeder en zuiveringszout in een grote kom tot alles gemengd is. Maak een kuiltje in het midden van het bloemmengsel en voeg de melk, suiker, espressopoeder en olie toe. Klop de ingrediënten samen tot ze gemengd zijn.

b) Verwarm een wafelijzer 4 minuten voor, of volgens de instructies van de fabrikant. Spatel de eiwitten in 3 keer door het chocoladebeslag en vouw tot het mengsel gemengd is.

c) Smeer de verwarmde wafelroosters vlak voor gebruik in met bakspray. Voeg voldoende beslag toe om de wafelroosters bijna te bedekken (2/3 kop) en kook gedurende 3 tot 4 minuten.

8. **Zoete pannenkoeken met laag eiwitgehalte**

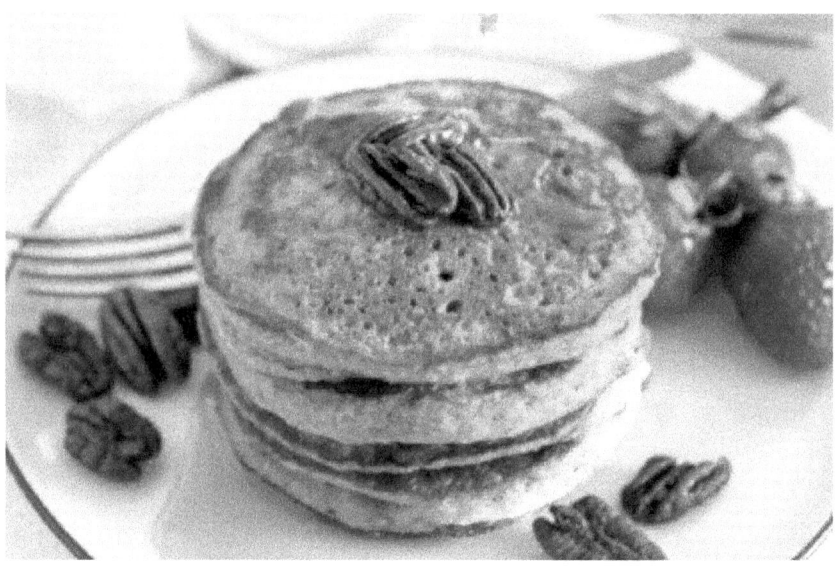

INGREDIËNTEN

- 1 Zoete aardappel
- 2 theelepel olie
- ¼ theelepel Zout
- ¼ theelepel peper
- ½ theelepel Gemengde kruiden

a) Verwarm de oven voor op 200 ° C/hetelucht 180 ° C/gasstand 6.

b) Snij de zoete aardappel in partjes.

c) Meng de partjes met de overige ingrediënten in een kom.

d) Bak op een bakplaat gedurende 15-20 minuten of tot ze goudbruin zijn.

9. Tosti met banaan en chocolade

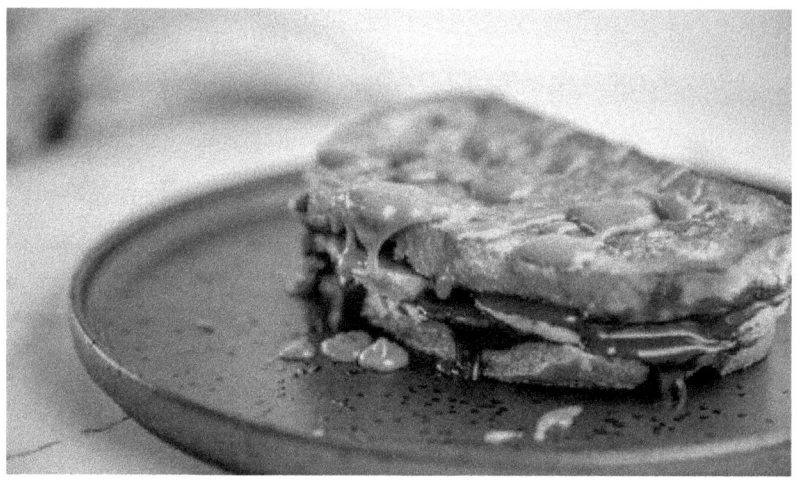

INGREDIËNTEN

- 1 Banaan, gepureerd

- ½ Vitabite-reep van 25 g, in plakjes gesneden

- 2 x sneetjes Low Protein brood, gesneden tot 1 cm dikte

a) Verwarm uw tosti-maker of paninipers voor volgens de instructies van de fabrikant.

b) Voeg de banaan toe aan het brood en bestrijk met de Vitabite.

c) Leg het tweede sneetje brood erop en plaats het in de tosti-maker of paninipers.

d) Rooster gedurende 2 minuten of tot ze goudbruin zijn.

10. Tosti met kaas en pesto

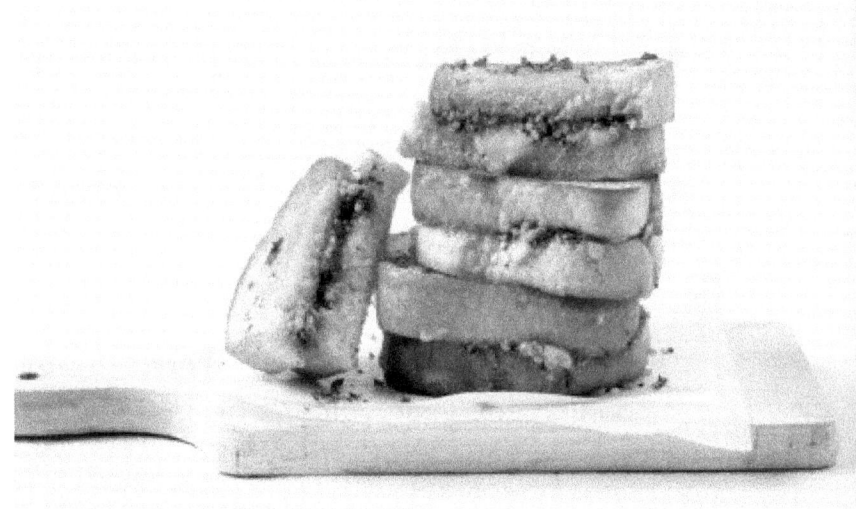

INGREDIËNTEN

- 50 g Violife origineel, geraspt
- 1 eetlepel eiwitarme pesto
- 2 x sneetjes Low Protein brood, gesneden tot 1 cm dikte

a) Verwarm uw tosti-maker of paninipers voor volgens de instructies van de fabrikant .

b) Voeg de Violife toe aan 1 sneetje brood en bestrijk met de pesto.

c) Leg het tweede sneetje brood erop en plaats het in de tosti-maker of paninipers.

d) Rooster gedurende 2 minuten of tot ze goudbruin zijn

SNACKS EN BIJZONDERHEDEN

11. Saffraanrijst met pistachenoten

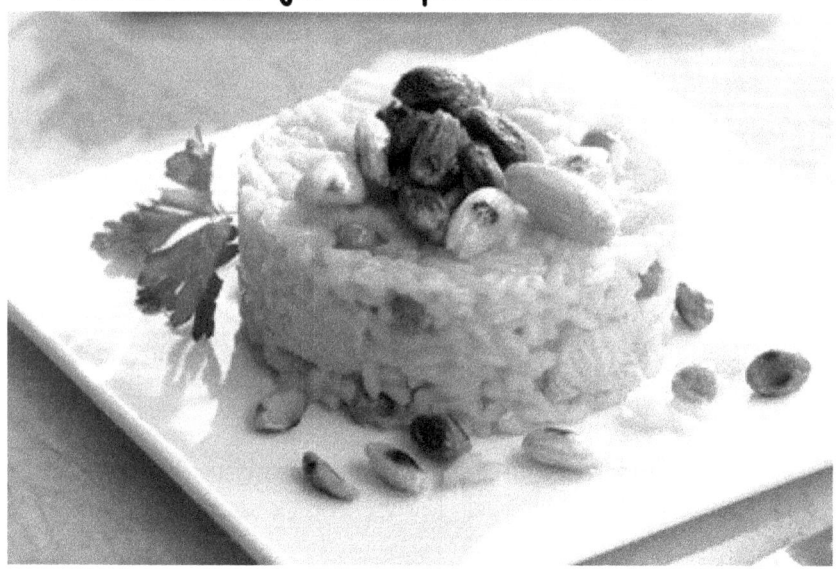

INGREDIËNTEN

- ½ theelepel saffraandraadjes
- 1 eetlepel + 2¼ kopjes water
- 1 theelepel olijfolie
- ½ theelepel zout
- 1½ kopje instant bruine rijst

a) Week de saffraan in 1 eetlepel water in een kleine kom gedurende 20 minuten. Gebruik de achterkant van een lepel om de draden fijn te prakken.

b) Rooster de pistachenoten in een grote koekenpan met anti-aanbaklaag op middelhoog vuur, vaak roerend, gedurende 3 tot 4 minuten, of tot ze lichtbruin en geurig zijn. Stort op een bord en laat afkoelen.

c) Breng de olie, het zout en de resterende $2\frac{1}{4}$ kopjes water op middelhoog vuur aan de kook. Zet het vuur laag, voeg de rijst en het saffraanmengsel toe en kook, afgedekt, gedurende 5 minuten. Zet het vuur uit en laat de rijst 5 minuten staan.

d) Maak de rijst los met een vork en roer de pistachenoten erdoor.

12. Balsamico Geroosterde Wortelen

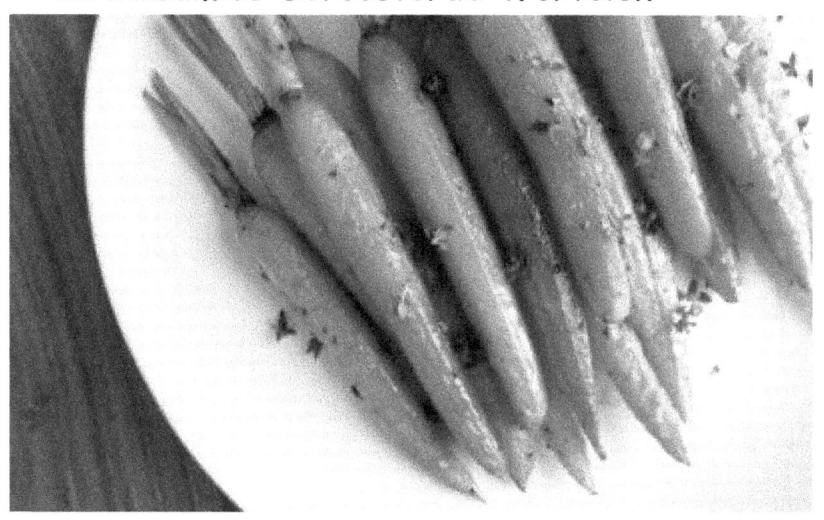

INGREDIËNTEN

- 8 middelgrote wortels, in de lengte in vieren gesneden
- 1 eetlepel balsamicoazijn
- ½ theelepel zout
- ¼ theelepel versgemalen zwarte peper

a) Verwarm de oven voor op 450 ° F.

b) Meng de wortels, 1 eetlepel olie, azijn, zout en peper in een braadpan.

c) Gooi twee jassen. Rooster gedurende 20 tot 25 minuten, af en toe roerend, tot het licht gekarameliseerd en zacht maar nog steeds stevig is.

d) Besprenkel met de resterende eetlepel olie.

13. Geroosterde aardappelen

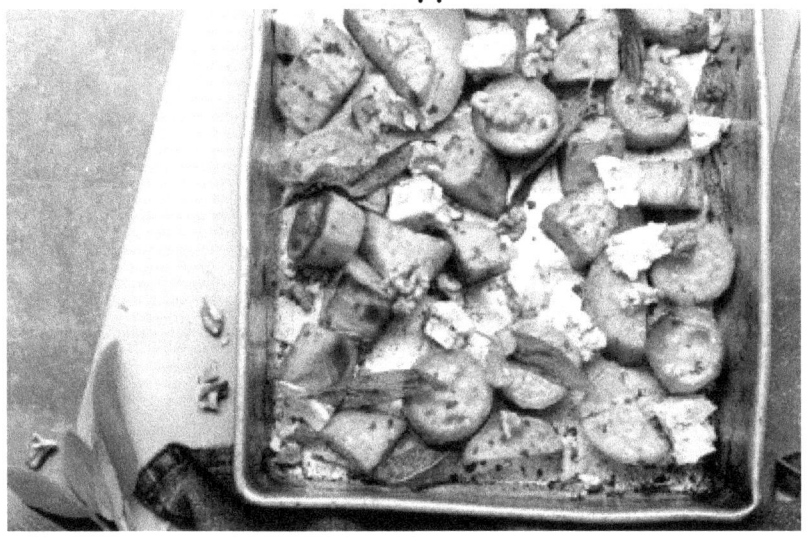

INGREDIËNTEN

- 1 pond krieltjes met dunne schil, gehalveerd
- 1½ theelepel olijfolie
- ¼ theelepel versgemalen zwarte peper
- 1/8 theelepel zout
- 2 ons verkruimelde blauwe kaas
- 2 lente-uitjes, in dunne plakjes gesneden

a) Verwarm de oven voor op 425 ° F. Bestrijk een ovenschaal van 9 x 9 inch met kookspray of bekleed met bakpapier. Doe de aardappelen in de voorbereide schaal en meng met de olie, peper en zout. Leg het met de snijkant naar beneden in de pan. Rooster gedurende 30 tot 35 minuten, of tot ze heel zacht zijn en aan de onderkant licht goudbruin.

b) Doe ondertussen de walnoten in een kleine bakvorm of ovenvaste koekenpan en plaats ze in de oven om ze 6 tot 8 minuten te roosteren. Doe over in een kom en laat afkoelen. Voeg de blauwe kaas en de lente-uitjes toe en verkruimel met je vingers.

c) Als de aardappelen klaar zijn, draai ze dan om en bestrooi ze gelijkmatig met het walnotenmengsel. Bak nog 5 minuten, of tot de kaas gesmolten is.

14. Kaasachtige pompoenschotel

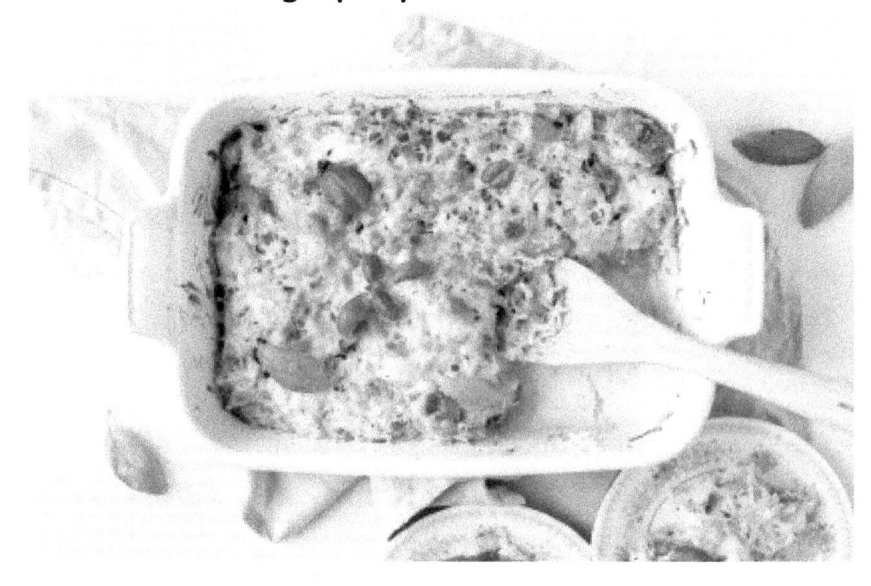

INGREDIËNTEN

- 1 spaghettipompoen, gehalveerd en zonder zaadjes
- 2 eetlepels olijfolie
- 1 kleine ui, gehakt
- 2 teentjes knoflook, gehakt
- 1 eetlepel gehakte verse basilicum, of 1 theelepel gedroogd
- 2 pruimtomaatjes, gehakt
- 1 kopje 1% kwark
- ½ kopje geraspte magere mozzarellakaas
- ¼ kopje gehakte verse peterselie
- ¼ theelepel zout
- ¼ kopje geraspt
- Parmezaanse kaas
- 3 eetlepels volkoren broodkruimels

a) Leg de pompoen met de snijzijde naar beneden op de voorbereide bakplaat. Bak gedurende 30 minuten, of tot ze gaar zijn. Schraap de pompoenstrengen met een vork in een grote kom.

b) Verhit ondertussen de olie in een middelgrote koekenpan op middelhoog vuur. Voeg de ui, knoflook en basilicum toe en kook 4 minuten. Voeg de tomaten toe en kook 3 minuten.

c) Voeg de kwark, mozzarella, peterselie, zout en het tomatenmengsel toe aan de kom met de pompoen. Gooi twee jassen. Plaats in de voorbereide ovenschaal. Strooi de pijnboompitten, Parmezaanse kaas en paneermeel erover.

d) Bak gedurende 30 minuten, of tot het warm en bruisend is.

15. Chips en Guacamole

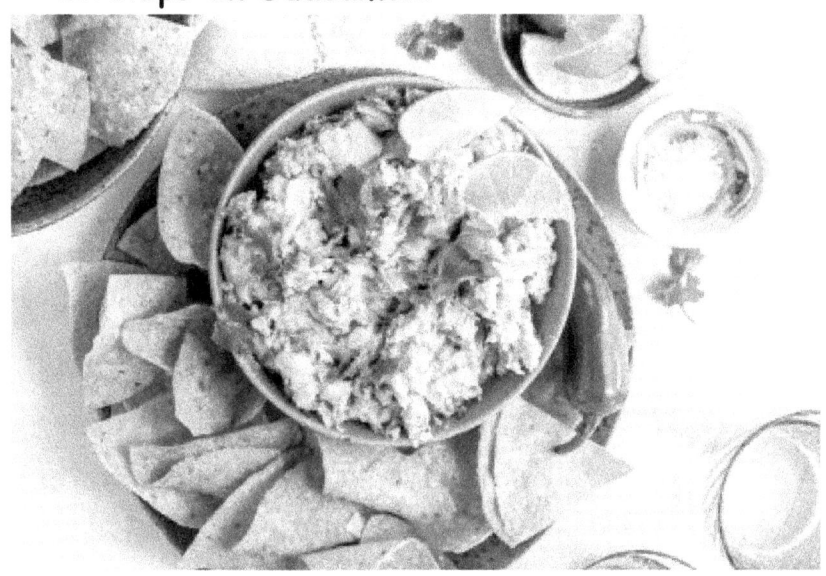

INGREDIËNTEN

- 1 grote tomaat, gehakt
- $\frac{1}{4}$ witte ui, in blokjes gesneden
- $\frac{1}{4}$ kopje gehakte verse koriander
- $\frac{1}{4}$ kopje vers geperst limoensap
- 1 verse jalapeño chilipeper, fijngehakt
- $\frac{1}{4}$ theelepel zout
- $\frac{1}{2}$ theelepel groene of roodgloeiende saus, zoals Tabasco
- 8 volkoren tortilla's (20 cm diameter) Plantaardige oliespray Chilipoeder

a) Doe de avocado, tomaat, ui, koriander, limoensap, peper, zout en hete saus (indien gebruikt) in een middelgrote kom. Roer tot gecombineerd.

b) Verwarm de oven voor op 350 ° F. Verdeel de tortilla's op een werkblad. Licht insmeren met plantaardige oliespray. Bestrooi lichtjes met chilipoeder. Draai de tortilla's om en herhaal met de spray en chilipoeder.

c) Leg de tortilla's op een stapel. Snijd de stapel met een gekarteld mes in 8 gelijke partjes. Spreid de driehoeken uit op een bakplaat of bakplaten zodat ze elkaar niet raken. Bak ongeveer 10 minuten, of tot ze knapperig zijn en beginnen te puffen.

16. Pittige Snackmix

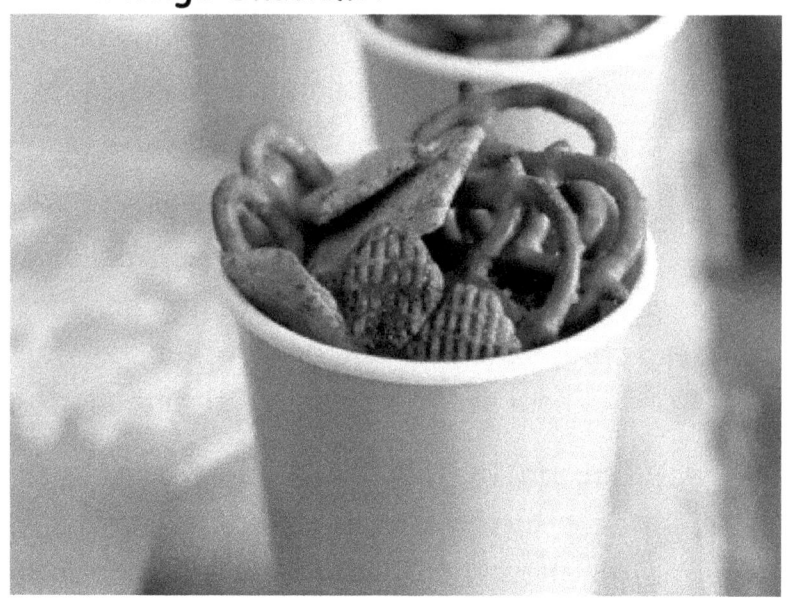

INGREDIËNTEN

- ½ kopje canola-olie
- 1 eetlepel chilipoeder
- 1 theelepel gemalen komijn
- 1 theelepel gedroogde oregano
- ½ theelepel zout
- ¼ theelepel gemalen rode peper
- 3 kopjes meergranen vierkante ontbijtgranen
- 2 kopjes haver- of meergranengranen
- 2 kopjes meergranenkrakelingsticks

a) Combineer de olie, chilipoeder, komijn, oregano, zout en peper in een kleine maatbeker.

b) Combineer de graanvierkanten, zonnebloempitten, havergranen en pretzels in een slowcooker van $3\frac{1}{2}$ tot 5 liter. Besprenkel met het oliemengsel en roer goed door. Dek af en kook op laag vuur gedurende 2 tot 3 uur, terwijl u tweemaal roert tijdens de kooktijd. Zorg ervoor dat u het mengsel na 2 uur controleert, omdat de slowcooker-tijden kunnen variëren.

c) Verwijder het deksel tijdens het laatste half uur van het koken, zodat het mengsel kan drogen.

17. Mueslirepen en gedroogde kersen

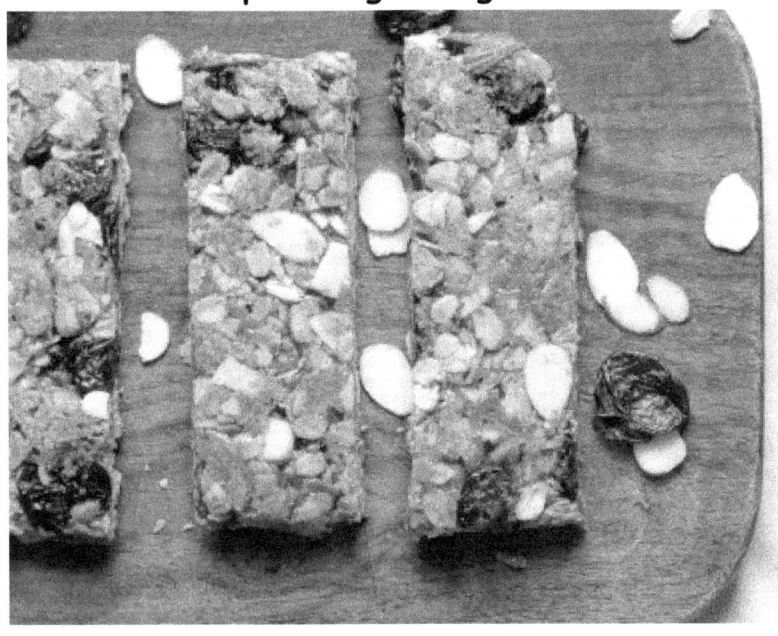

INGREDIËNTEN

- 1½ kopjes droge gewone haver
- 1 eetlepel bloem voor alle doeleinden
- 2/3 kop gehakte gedroogde ongezoete kersen
- 2 eieren
- 1 kopje verpakte lichtbruine suiker
- 1 eetlepel koolzaadolie
- 1 theelepel gemalen kaneel
- ¼ theelepel zout
- 1 theelepel vanille-extract

a) Plaats 1 kopje cashewnoten en ½ kopje haver op een grote bakplaat met zijkanten. Bak gedurende 10 minuten, of tot het geroosterd is, roer één keer. Opzij zetten.

b) Doe de bloem en de resterende 1 kopje haver en ½ kopje cashewnoten in een keukenmachine met een metalen mes. Verwerk tot een gladde massa. Doe het mengsel in een middelgrote kom en combineer met de kersen, de achtergehouden cashewnoten en haver.

c) Klop de eieren, bruine suiker, olie, kaneel, zout en vanille samen in een grote kom. Roer het haver-cashewmengsel erdoor tot het goed gemengd is. Verdeel in de voorbereide pan.

d) Bak gedurende 30 minuten, of tot ze goudbruin zijn.

18. Fruit- en notenmuffins

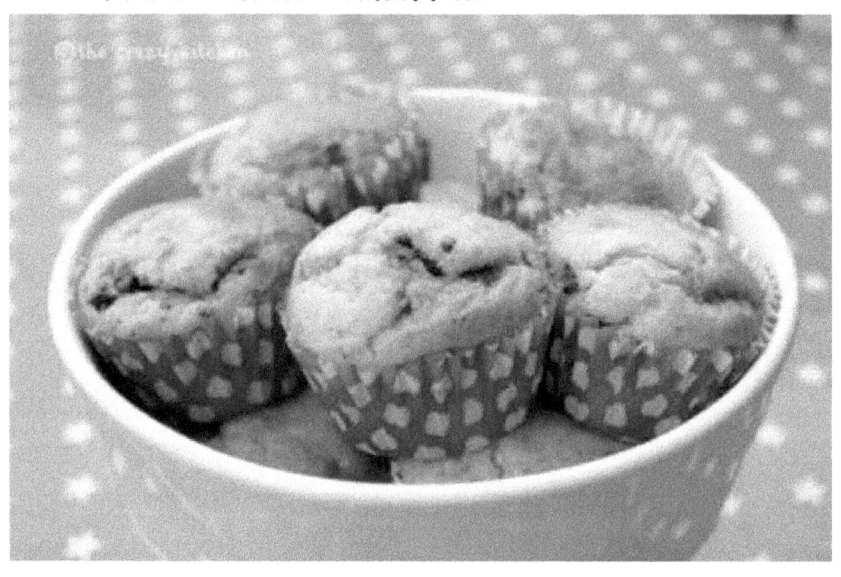

INGREDIËNTEN

- 1 3/4 kopjes volkoren gebakmeel
- 1½ theelepel bakpoeder
- 1½ theelepel gemalen kaneel
- ½ theelepel zuiveringszout
- ¼ theelepel zout
- 1 kopje vetvrije vanille-yoghurt
- ½ kopje bruine suiker
- 1 ei
- 2 eetlepels koolzaadolie
- 1 theelepel vanille-extract
- ½ kopje gemalen ananas op sap, uitgelekt
- 1/3 kopje krenten of rozijnen
- ¼ kopje geraspte wortels

a) Verwarm de oven voor op 400 ° F.

b) Meng de bloem, bakpoeder, kaneel, zuiveringszout en zout in een grote kom. Combineer de yoghurt, bruine suiker, ei, olie en vanille in een middelgrote kom. Roer het yoghurtmengsel door het bloemmengsel tot het gemengd is. (Blokjes zijn oké.) Voeg de pecannoten, ananas, krenten of rozijnen en wortels toe.

c) Verdeel het beslag gelijkmatig over 12 muffinbekers bedekt met kookspray.

d) Bak gedurende 20 minuten, of totdat een tandenstoker die je in het midden van de muffin steekt er schoon uitkomt.

19. Varkensvlees- en amandelgehaktballetjes

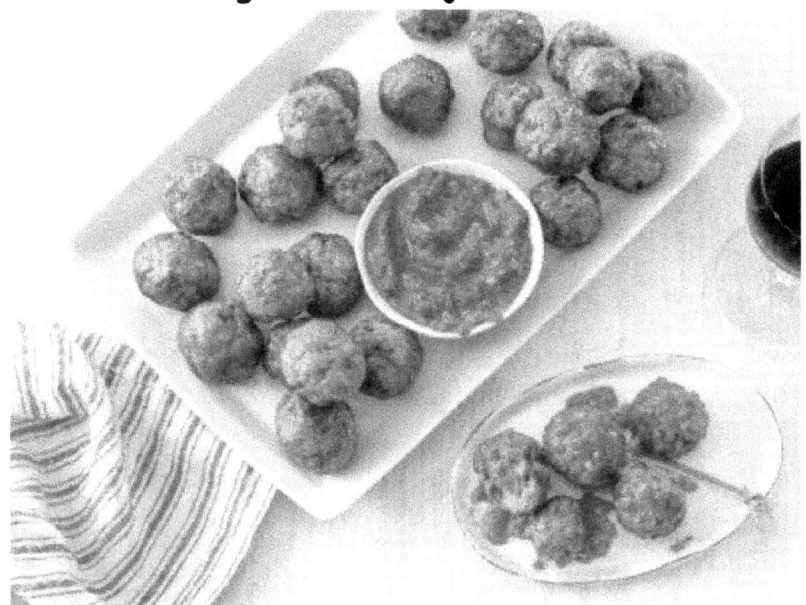

INGREDIËNTEN

- 1 pond varkenshaas, bijgesneden en in kleine stukjes gesneden
- 1½ theelepel verkruimelde gedroogde salie
- 2 teentjes knoflook, fijngehakt
- 2 theelepels rode wijnazijn
- ¼ theelepel zout
- ¼ theelepel versgemalen zwarte peper
  Olijfolie in een spritzer

a) Verwarm de oven voor op 375 ° F. Smeer een grote bakvorm in met kookspray. Opzij zetten.

b) Pureer de amandelen in de kom van een keukenmachine voorzien van een metalen mes tot ze grof gehakt zijn. Voeg het varkensvlees, de salie, de knoflook, de azijn, het zout en de peper toe. Pulseer tot het gelijkmatig gemalen is.

c) Verdeel het mengsel in 12 gelijke porties en rol er balletjes van. Schik op de voorbereide pan. Bestrijk lichtjes met de olie.

d) Bak ongeveer 25 minuten, of tot het gaar is.

DESSERTS

20. Dubbele Pompoen Snackrepen

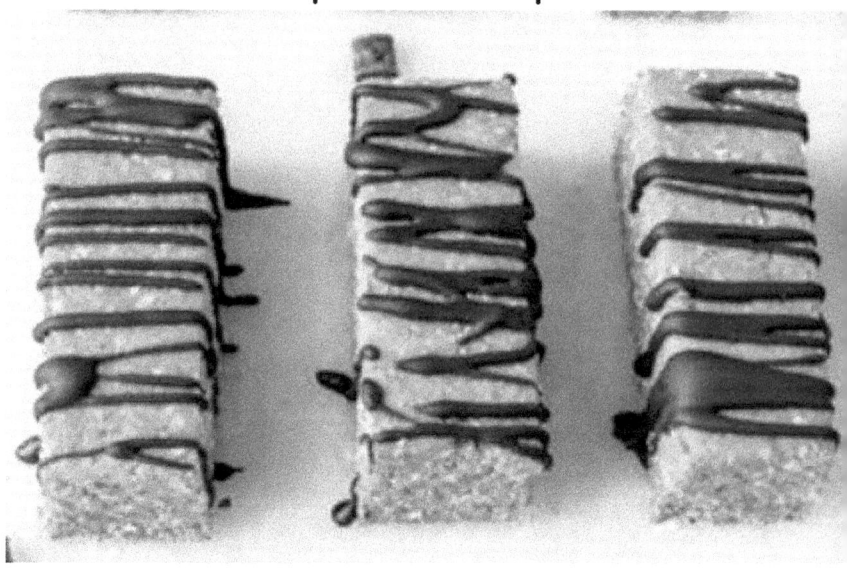

INGREDIËNTEN

- 1 kopje ingeblikte solid-pack pompoen
- 1 kopje geraspte wortel
- ½ kopje suiker
- 1/3 kopje gedroogde veenbessen of rozijnen
- ¼ kopje canola-olie
- 2 grote eieren
- 1 kopje volkoren banketmeel
- 1 theelepel bakpoeder
- 1 theelepel gemalen kaneel
- ½ theelepel zuiveringszout
- ¼ theelepel zout

a) Meet 1 kopje pompoenpitten in een blender of keukenmachine en verwerk tot ze fijngemalen zijn. Opzij zetten. Hak de overige zaden grof en zet opzij.

b) Combineer de pompoen, wortel, suiker, veenbessen of rozijnen, olie en eieren in een grote kom en roer tot alles goed gemengd is. Voeg de bloem, gemalen pompoenpitten, bakpoeder, kaneel, zuiveringszout en zout toe. Meng tot het gemengd is.

c) Giet het beslag in de voorbereide pan en verdeel het gelijkmatig. Bestrooi met de achtergehouden gehakte pompoenpitten. Bak gedurende 22 tot 25 minuten, of totdat de bovenkant terugveert als je er licht op drukt. Laat het volledig afkoelen in de pan op een rooster voordat je het in 12 repen snijdt.

21. Appeltaart oogsten

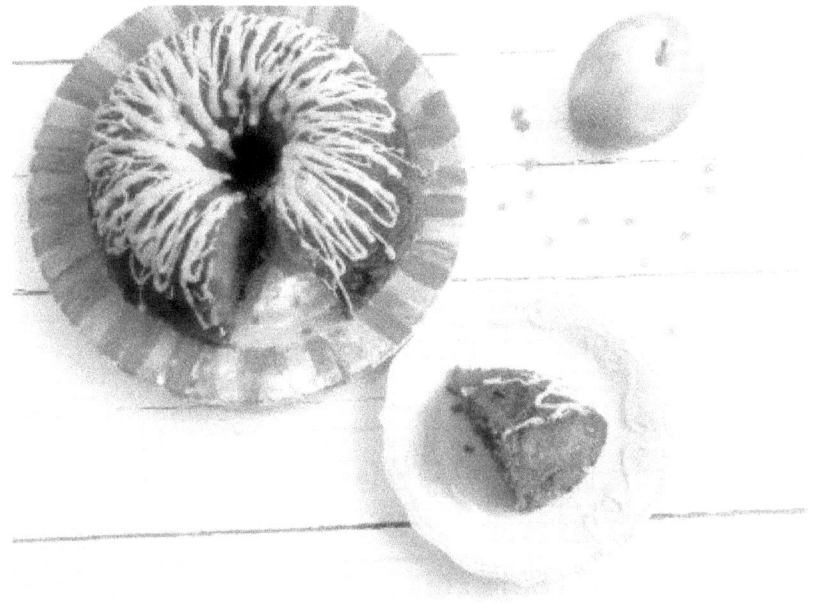

INGREDIËNTEN

- 2 Granny Smith-appels, geschild, klokhuis verwijderd
- 3/4 kop verpakte bruine suiker
- 1½ kopjes volkoren banketmeel
- 1 theelepel zuiveringszout
- 1 theelepel gemalen kaneel
- 1 theelepel gemalen gember
- ½ theelepel gemalen nootmuskaat
- ½ theelepel zout
- 1/3 kopje magere karnemelk
- 1/3 kopje canola-olie
- 1 groot ei
- 1 theelepel vanille-extract
- ½ kopje rozijnen

a) Combineer de appels en de bruine suiker in een grote kom .

b) Meng de bloem, baksoda, kaneel, gember, nootmuskaat en zout in een aparte kom.

c) Meng de karnemelk, olie, ei en vanille in een kleine kom tot het gemengd is. Giet het karnemelkmengsel over het appelmengsel en voeg de pecannoten en rozijnen toe. Roer tot gecombineerd. Voeg het bloemmengsel toe en roer tot het beslag gemengd is. Giet het in de voorbereide pan en verdeel het gelijkmatig. Bak gedurende 35 tot 40 minuten .

d) Laat afkoelen in de pan op een rooster. Serveer warm of op kamertemperatuur.

22. Chocolade-Courgette Snackcake

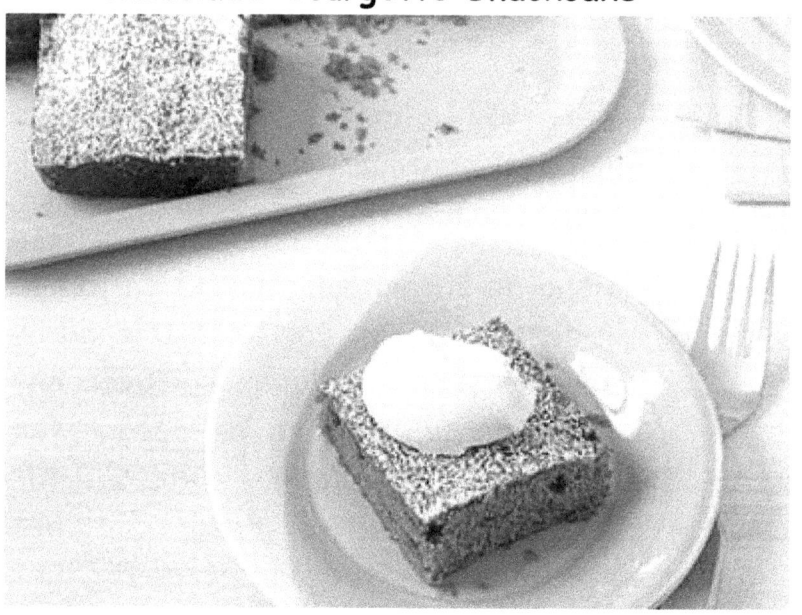

INGREDIËNTEN

- 1 3/4 kopjes volkoren gebakmeel
- 1½ theelepel bakpoeder
- ½ theelepel zuiveringszout
- ¼ theelepel zout
- 2 eieren
- ½ kopje suiker
- ½ kopje magere vanille-yoghurt
- 1/3 kopje canola-olie
- 1 theelepel vanille-extract
- 1½ kopjes geraspte courgette

a) Meng de bloem, bakpoeder, zuiveringszout en zout in een grote kom.

b) Klop de eieren, suiker, yoghurt, olie en vanille in een middelgrote kom. Klop de courgette en $1\frac{1}{2}$ kopje chips erdoor. Roer het bloemmengsel erdoor totdat het gemengd is. Verdeel het in de voorbereide pan en bak gedurende 30 minuten, of tot het lichtbruin is en een houten prikker die in het midden wordt gestoken er schoon uitkomt.

c) Haal het uit de oven en strooi de resterende $1\frac{1}{2}$ kopje chips over de cake. Verdeel ze met een kleine spatel terwijl ze smelten tot een glazuur en plaats ze, indien nodig, ongeveer 1 minuut terug in de warme oven.

23. Koekjes bakken met pindasaus

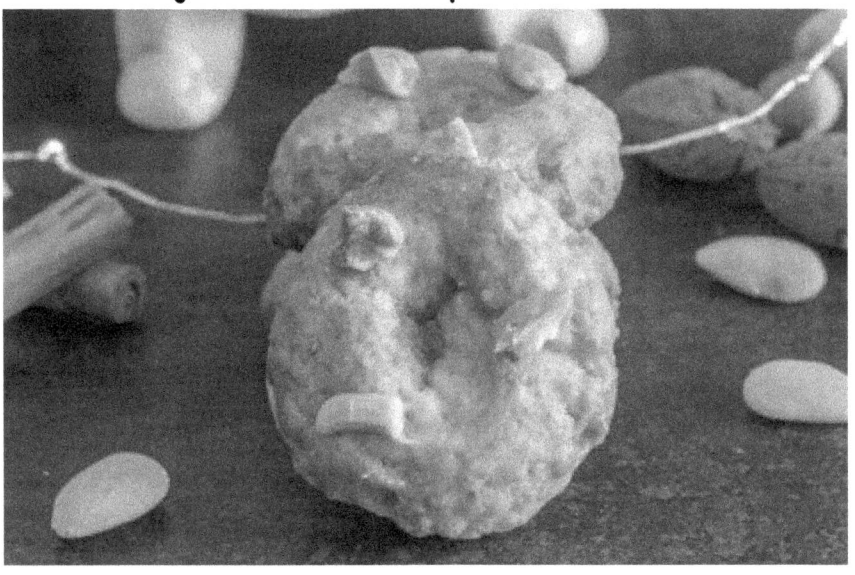

INGREDIËNTEN

- 2 kopjes volkoren gebakmeel
- ½ theelepel zuiveringszout
- ¼ theelepel zout
- 1 theelepel gemalen kaneel
- ½ theelepel gemalen gember
- 4 eetlepels transvrije margarine
- 2 eetlepels koolzaadolie
- 1/3 kopje verpakte donkerbruine suiker
- 1/3 kopje + 2 eetlepels honing
- 1 groot ei
- ½ kopje vetvrije geëvaporeerde melk

a) Meng de bloem, baksoda, zout, kaneel en gember in een middelgrote kom. Opzij zetten.

b) Klop de margarine, olie, bruine suiker, 1/3 kopje honing en ei met een handmixer. Voeg de gereserveerde droge ingrediënten toe en roer tot ze gecombineerd zijn.

c) Laat ronde eetlepels op de voorbereide bakplaten vallen en bak gedurende 10 tot 12 minuten, of tot ze goudbruin zijn. Laat 5 minuten afkoelen op de bakplaten. Breng over naar een rek om volledig af te koelen.

d) Maak de saus door de pindakaas, de melk en de resterende 2 eetlepels honing in een kleine pan op laag vuur te verwarmen. Roer voortdurend tot het gesmolten en glad is. Serveer warm.

24. Chocolade-Amandel Macarons

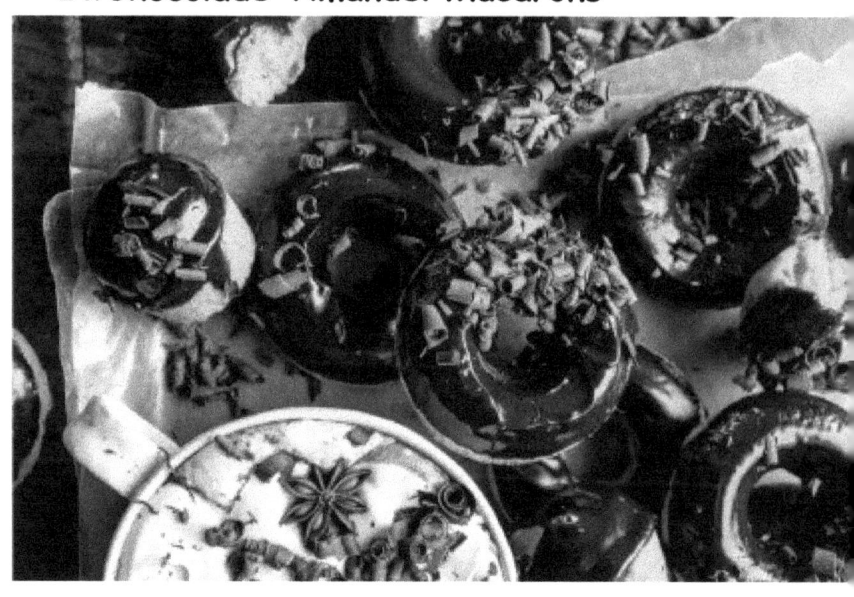

INGREDIËNTEN

- 3/4 kopje geblancheerde amandelen
- ½ kopje suiker
- 4 eiwitten
- ¼ kopje ongezoet cacaopoeder
- 1 theelepel vanille-extract
- ½ theelepel amandelextract
- ¼ theelepel zout
- ½ kopje volle melk
- 2 eetlepels verpakte bruine suiker

a) Rooster de amandelen in een grote, diepe koekenpan op middelhoog vuur, vaak roerend, gedurende ongeveer 3 minuten, of tot ze goudbruin zijn. Doe het in de kom van een keukenmachine met een metalen mes. Voeg 1 eetlepel suiker toe

b) Klop de eiwitten met een elektrische mixer op hoge snelheid tot de eiwitten zachte pieken bevatten. Klop geleidelijk de resterende suiker erdoor tot het eiwit stijve pieken behoudt. Klop de cacao, vanille, amandelextract en zout erdoor. Spatel de amandelen er voorzichtig door.

c) Laat het mengsel met ronde eetlepels op de voorbereide bakplaten vallen . Bak gedurende 27 tot 30 minuten .

d) Maak de saus door de chocolade, melk en bruine suiker in een kleine pan op laag vuur te verwarmen. Roer voortdurend tot het gesmolten en glad is. Serveer warm.

25. Kalkoengehaktbrood

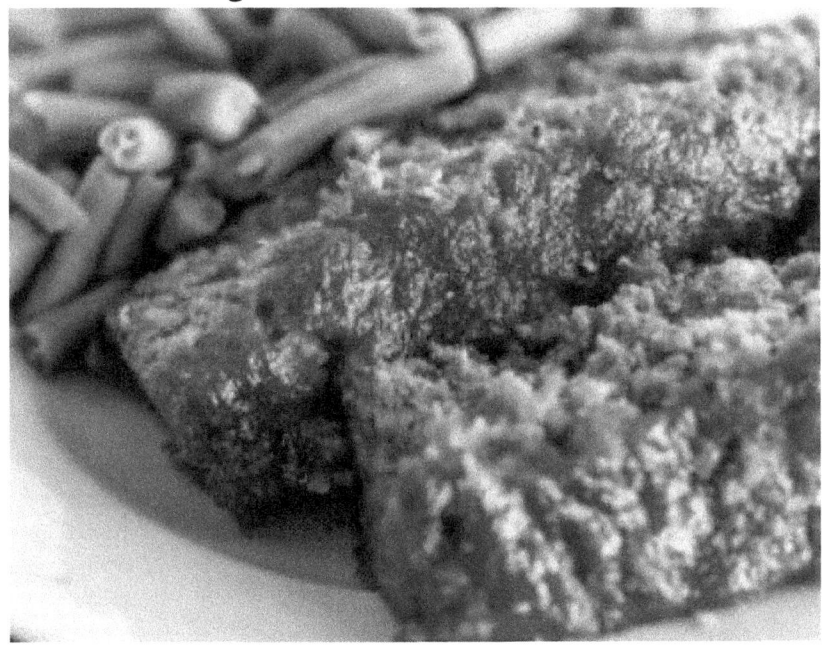

INGREDIËNTEN

- 2 theelepels olijfolie
- 1 grote wortel, geraspt
- 4 lente-uitjes, in dunne plakjes gesneden
- 1 teentje knoflook, fijngehakt
- 2 sneetjes volkorenbrood
- ¼ kopje vetvrije melk
- 2 eiwitten, lichtgeklopt
- 1 pond extra magere kalkoenfilet
- ¼ kopje geraspte Parmezaanse kaas
- 1 theelepel gedroogde salie

a) Verhit de olie in een kleine koekenpan met anti-aanbaklaag op middelhoog vuur. Voeg de wortel, lente-uitjes en knoflook toe en kook, onder regelmatig roeren, ongeveer 3 minuten, of tot ze gaar zijn. Haal van het vuur.
b) Hak ondertussen de walnoten fijn in een keukenmachine voorzien van een metalen mes. Verdeel het brood en voeg de walnoten toe. Pulseer tot beide gemalen zijn tot fijne kruimels. Breng over naar een grote kom. Roer met een vork de melk en het eiwit erdoor. Voeg het mengsel van kalkoen, peterselie, kaas, salie, zout, peper en wortel toe. Meng voorzichtig totdat het gemengd is.
c) Vorm een brood in vrije vorm van ongeveer 19 cm lang en 12,5 cm breed op de voorbereide bakplaat. Bak gedurende 50 tot 60 minuten

26. Chocolade-cranberrykoekjes

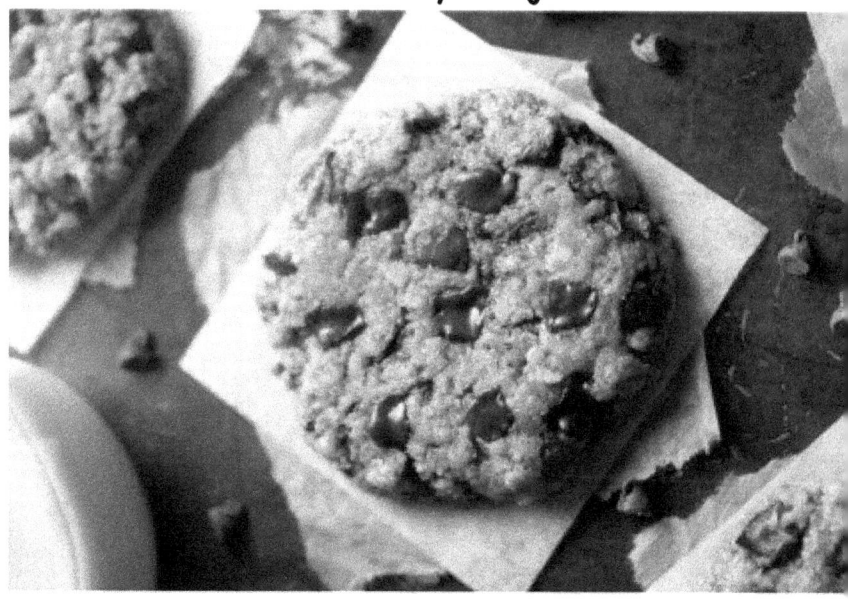

INGREDIËNTEN

- 2 kopjes gerolde haver
- ½ kopje volkoren gebakmeel
- 3/4 theelepel zuiveringszout
- ½ theelepel gemalen kaneel
- ¼ theelepel zout
- ½ kopje bruine suiker
- 1/3 kopje canola-olie
- 3 grote eiwitten
- 2 theelepels vanille-extract
- 3/4 kop veenbessen, grof gehakt
- 1 kop halfzoete chocoladestukjes

a) Combineer de haver, bloem, bakpoeder, kaneel en zout in een grote kom. Klop de bruine suiker, de olie, het eiwit en de vanille in een aparte kom. Giet het suikermengsel bij het bloemmengsel en roer tot het goed gemengd is. Vouw de veenbessen, walnoten en chocoladestukjes erdoor.

b) Laat het beslag met eetlepels op de voorbereide bakplaten vallen. Bak koekjes gedurende 10 minuten, of tot ze goudbruin zijn. Breng het over naar een rooster om volledig af te koelen.

27. Santa Fe Turkije-pizza's

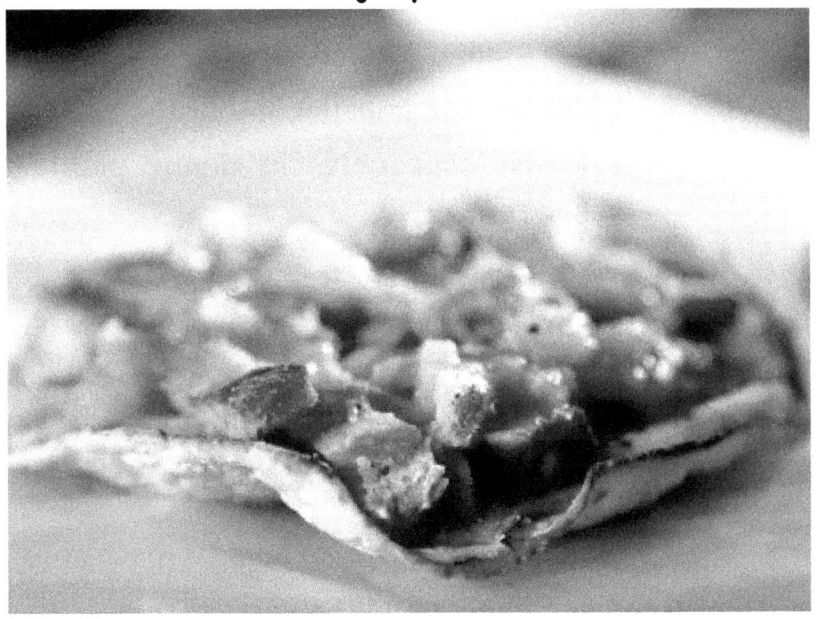

INGREDIËNTEN

- 4 volkoren tortilla's
- 6 ons gemalen kalkoenfilet
- 1 kleine rode paprika, gehakt
- 1 kleine courgette, in dunne plakjes gesneden
- ¼ kopje gehakte rode ui
- 1 kopje maïs
- 1 kopje ingeblikte zwarte bonen zonder zout
- 1 eetlepel chilipoeder
- 1½ kopje milde dikke salsa
- 2 eetlepels gehakte koriander
- 1/3 kopje geraspte Mexicaanse kaasmix met verlaagd vetgehalte
- 2 eetlepels gehakte jalapeño chilipeper (optioneel)
- 2 kopjes geraspte escarole
- ¼ kopje zure room met verlaagd vetgehalte (optioneel)

a) In een grote koekenpan met anti-aanbaklaag op middelhoog vuur kook je de kalkoen, paprika, courgette en ui . Roer de maïs, bonen, olijven en chilipoeder erdoor, en 3/4 kopje salsa.

b) Bestrijk de tortilla's met het kalkoenmengsel en spreid het uit tot $\frac{1}{2}$ inch vanaf de randen. Bak gedurende 8 minuten . Bestrooi met de kaas en bak gedurende 1 tot 2 minuten, of tot het gesmolten is.

28. Sinaasappelfrappé met Aardbeien

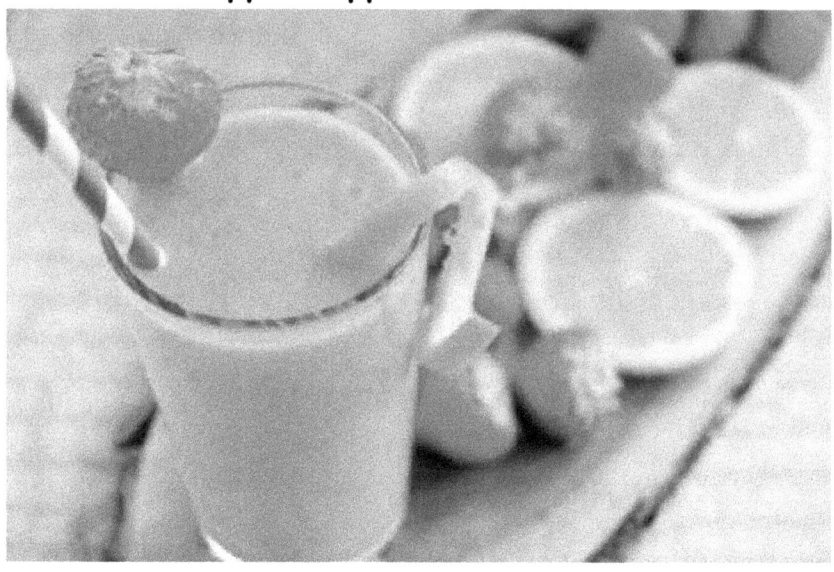

INGREDIËNTEN

- ¼ kopje ricottakaas met verlaagd vetgehalte
- 1 eetlepel magere droge melk
- 1½ theelepel honing
- 1 theelepel sinaasappelschil
- ¼ kopje gesneden verse of gedeeltelijk ontdooide, los verpakte bevroren aardbeien

a) Combineer de kaas, droge melk, honing, lijnzaadolie en sinaasappelschil in een blender.

b) Verwerk tot het zeer glad is. Garneer met de aardbeien

29. Bessensorbet

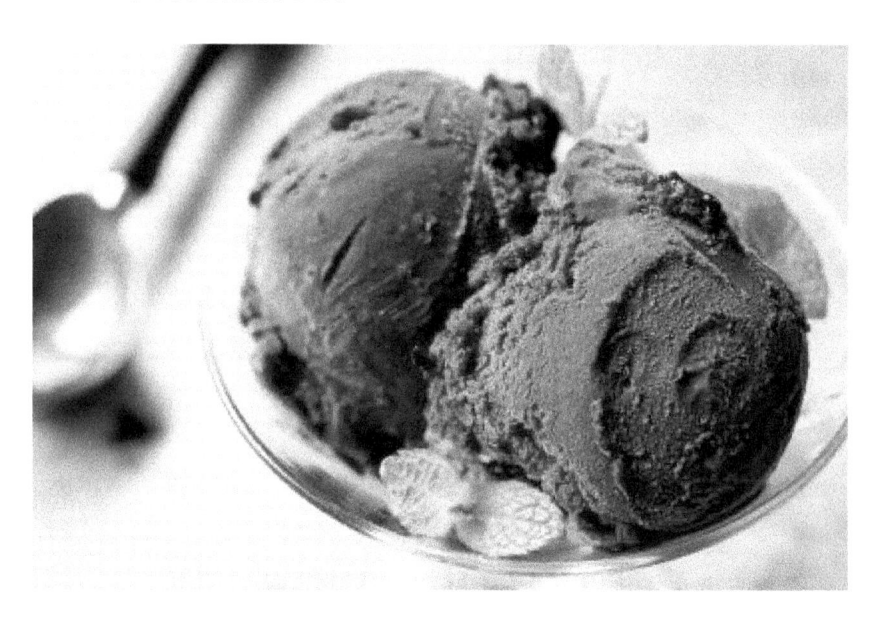

INGREDIËNTEN

- 100 g suiker
- 270 ml water
- 500 g bessen
- Sap van 1 citroen

a) Voeg de suiker en het water toe aan een pan en kook gedurende 10 minuten of tot de suiker is opgelost en er een lichte siroop is gevormd.

b) Pureer de bessen en het citroensap in een blender tot een gladde massa en passeer door een zeef om de zaadjes te verwijderen.

c) Giet het in de ijsmachine en vries het in volgens de instructies van de fabrikant.

30. Sushi

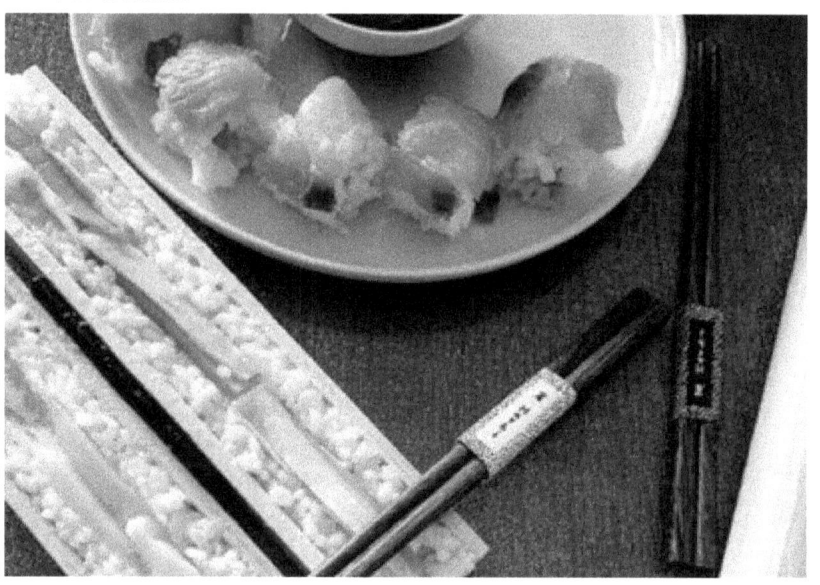

INGREDIËNTEN

- 100 g eiwitarme rijst
- 250 ml water
- 2 eetlepels Japanse witte wijnazijn
- 1 eetl Mirin
- 2 theelepels basterdsuiker
- ¼ Komkommer, in staafjes gesneden
- ¼ Rode peper
- ½ Avocadovlees, in kleine plakjes gesneden
- ½ Wortel, geschild en in staafjes gesneden
- 10 g gember

a) Kook de rijst in het water in een pan op middelhoog vuur gedurende 20 minuten of tot al het water is opgenomen.

b) Laat afkoelen en roer dan de witte wijnazijn, mirin en basterdsuiker erdoor.

c) Leg wat vershoudfolie op de sushiroller.

d) Bestrijk de vershoudfolie met de rijst en verdeel deze gelijkmatig over het hele vel . Leg de groenten aan één kant van de mat.

31. Bosbessenmuffins

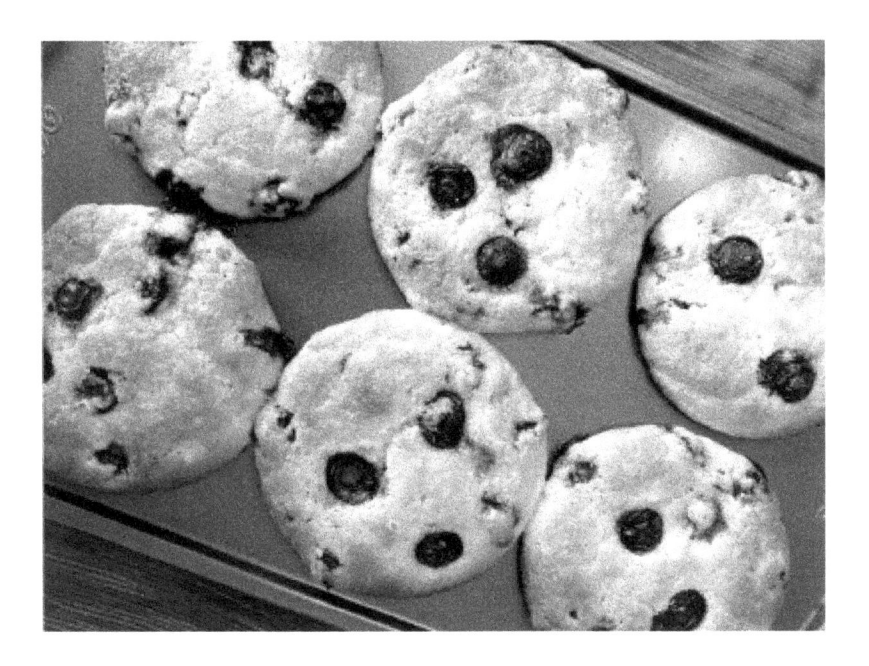

INGREDIËNTEN

- 150 g bruine suiker
- 1 theelepel bakpoeder
- 1 theelepel eiervervanger
- 325 g Fate eiwitarme universele mix
- 120 g margarine
- 240 ml Vers sinaasappelsap
- 100 gram bosbessen

a) Doe de suiker, bakpoeder, eiervervanger en Fate Low Protein All-Purpose Mix in een kom en meng goed.

b) Voeg de margarine en het sinaasappelsap toe aan het mengsel en klop tot een gladde massa.

c) Plaats de muffinvormpjes in de muffintray. Verdeel het mengsel gelijkmatig in de 12 muffinvormpjes.

d) Bak in de oven op de middelste plank gedurende 30 minuten.

32. Stroop taart

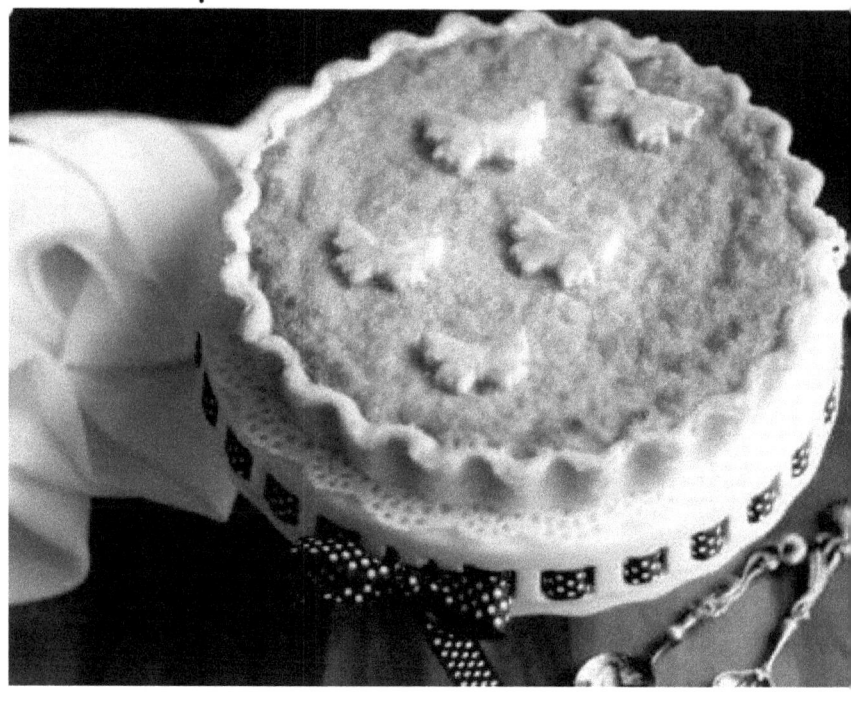

INGREDIËNTEN

- 250 g Fate eiwitarme universele mix
- 125 g zachte margarine
- 30 g suiker
- 60 ml water
- Voor het vullen:
- 170 g Eiwitarm brood
- 465 g Gouden siroop
- 1 theelepel citroensap
- 2 theelepels eiervanger

a) Wrijf de Fate eiwitarme allesmix en de margarine met je vingers in een mengkom tot het op grove kruimels lijkt.

b) Meng de suiker en het water in een kom tot de suiker is verdwenen. Roer het Fate-mengsel erdoor tot een deegdeeg.

c) Verdeel wat Fate Low Protein All-Purpose Mix op een schoon werkblad en druk het deeg met je vuisten plat tot een gladde massa. Bak in de oven op de middelste plank gedurende 30 minuten. (Volwassene)

33. Affogato 'ijs'

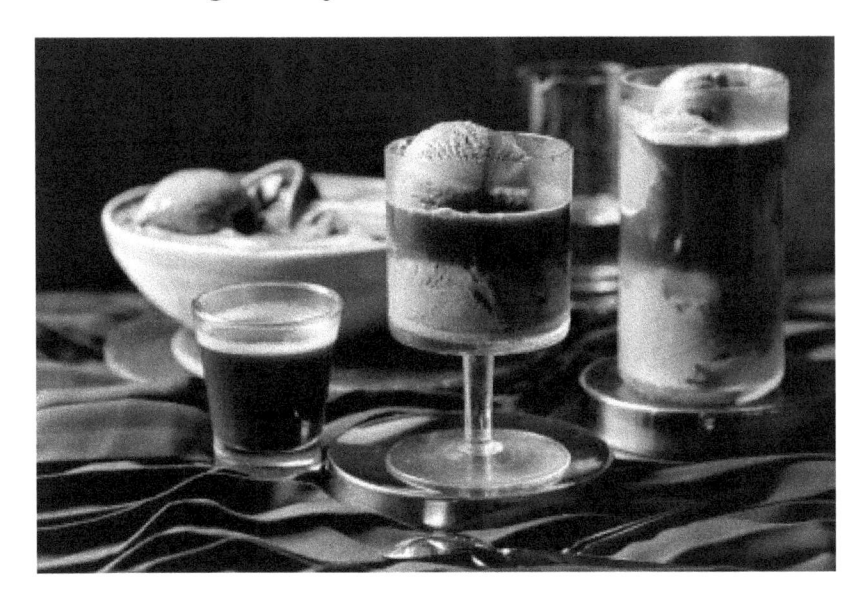

INGREDIËNTEN

- 500 ml ProZero slagroom , gekoeld
- 100 g basterdsuiker
- 1 shot espresso

a) klop de ' room ' ongeveer 2-3 minuten totdat deze dikker, licht en luchtig is. Voeg de kristalsuiker toe en roer goed.

b) Giet het mengsel in een geschikte bak en zet het ongeveer een uur in de vriezer, of totdat het afgekoeld is en zich ijskristallen langs de randen beginnen te vormen.

c) Haal uit de vriezer.

d) Gebruik een vork of draadgarde en klop het ' ijs ' snel op , zodat de ijskristallen uiteenvallen.

e) Plaats het ' ijsje ' terug in de vriezer om minimaal 3 uur op te stijven. Neem een bolletje ' ijs ' en top af met een espressoshot.

34. Koffie 'ijs'

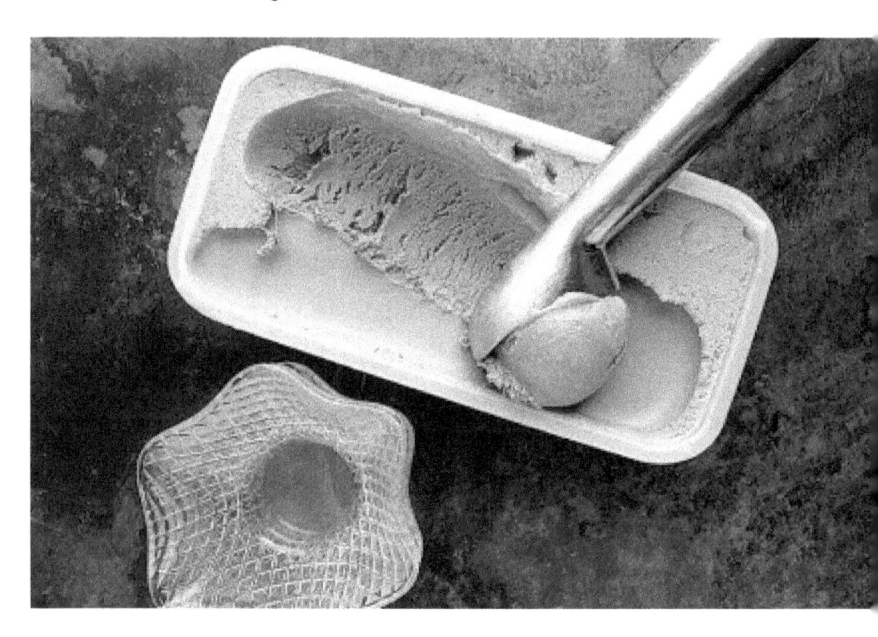

INGREDIËNTEN

- 500 ml ProZero slagroom , gekoeld
- 100 g basterdsuiker
- 1-2 theelepel Instantkoffiekorrels

a) Doe de gekoelde ProZero - slagroom in een kom en gebruik een elektrische handklopper om de ' room ' ongeveer 2-3 minuten op te kloppen tot deze dikker, licht en luchtig is .

b) Voeg de suiker en het koffiegranulaat toe en roer goed.

c) Giet het mengsel in een geschikte bak en zet het ongeveer een uur in de vriezer, of totdat het afgekoeld is en zich ijskristallen langs de randen beginnen te vormen.

d) ' ijs ' snel op met een vork of garde om de ijskristallen te breken.

e) Plaats het ' ijsje ' terug in de vriezer om minimaal 3 uur op te stijven.

35. Koffie brownies

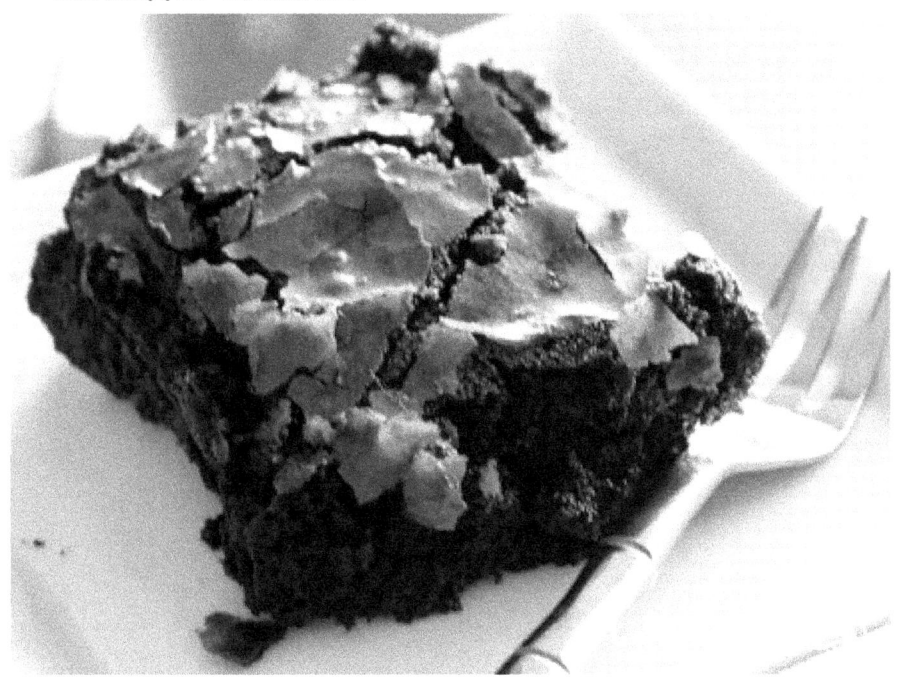

INGREDIËNTEN

- 3 Vitabite-repen, in stukjes gebroken
- 1 Fate eiwitarme chocoladesmaakcakemix
- 25 g Zachte margarine
- 120 ml ProZero
- 1 eetl Instantkoffiekorrels
- 1 theelepel vanille-essence

a) Smelt de Vitabite in een hittebestendige kom boven een pan met kokend water.

b) Doe de Fate Low Protein Chocolate Flavour Cake Mix in een mengkom. Voeg de margarine toe.

c) Meng in een aparte kop de ProZero, koffie en vanille-essence en voeg deze toe aan de kom.

d) Meng met een ballongarde gedurende 1 minuut goed en roer vervolgens de gesmolten Vitabite erdoor.

e) Giet het mengsel in de beklede cakevorm.

f) Bak 20 – 25 minuten tot de rijst gaar is.

g) Haal uit de oven en laat 5-10 minuten afkoelen.

36. Appelschijfjes

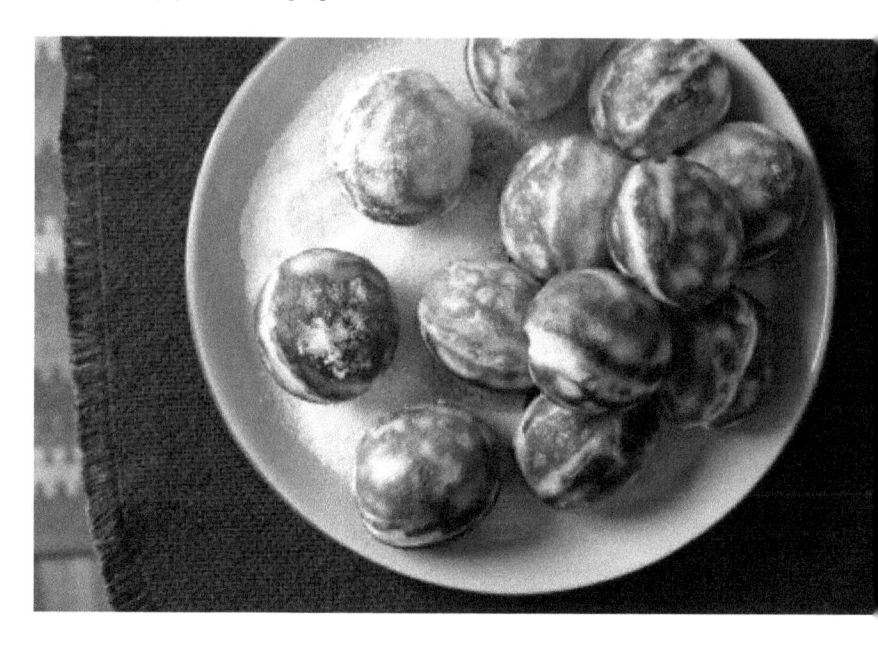

INGREDIËNTEN

- 150 g Fate eiwitarme universele mix
- 1 theelepel bakpoeder
- 1 theelepel zout
- ½ theelepel kaneel, gemalen
- 2 theelepels eiervanger
- 175ml ProZero
- 400 g perziken uit blik, uitgelekt
- 30 g poedersuiker

a) Doe de Fate Low Protein All-Purpose Mix, bakpoeder, zout, kaneel en eiervervanger in een kom en meng.

b) Voeg de ProZero toe en roer tot een dik beslag ontstaat.

c) Doe ½ eetlepel beslag in elk van de cupcake-gaatjes.

d) Voeg aan elk stuk 1 perzikpartje toe en doe er nog een ½ eetlepel van het mengsel bovenop.

e) Bak in de oven gedurende 10 minuten of tot ze goudbruin zijn.

37. Pan haggerty

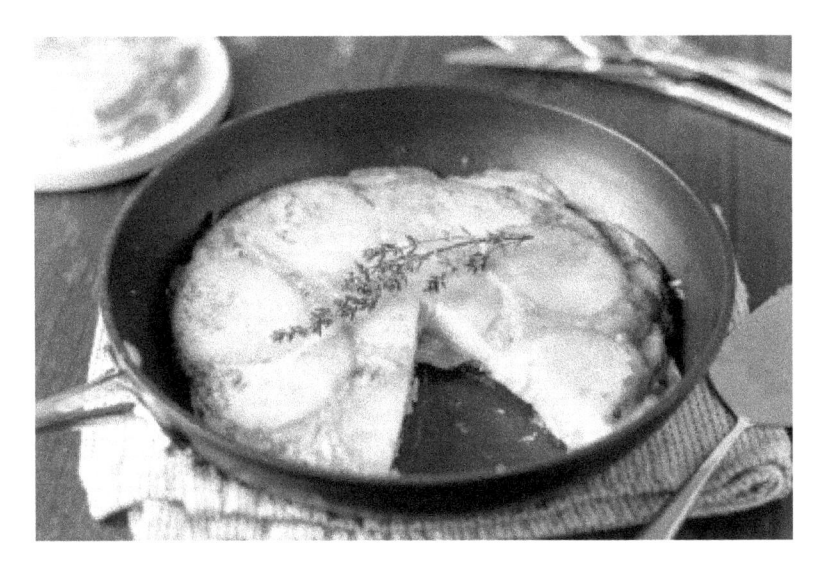

INGREDIËNTEN

- 4 Zoete aardappelen
- 50 g boter
- 1 Rode ui, geschild en in plakjes gesneden
- 1 Witte ui, geschild en in plakjes gesneden
- 200g Violife Origineel smaakblok
- Zout en peper naar smaak

a) Doe de zoete aardappelen in een pan, bedek ze met water en kook gedurende 10 minuten.

b) Giet overtollig water af, zet opzij en laat afkoelen. Voeg 40 g boter en witte en rode uien toe aan een pan en kook op middelhoog vuur gedurende 5 minuten of tot ze zacht zijn.

c) Leg de groenten in een ovenschaal; de helft van de uien, een derde van Violife, de helft van de aardappelen, gevolgd door de resterende uien, nog een derde van Violife, de resterende aardappelen en als laatste de rest van de Violife.

d) Breng op smaak en bak het 1 uur en 30 minuten in de oven, of tot het goudbruin en gaar is.

38. Paaseimousse

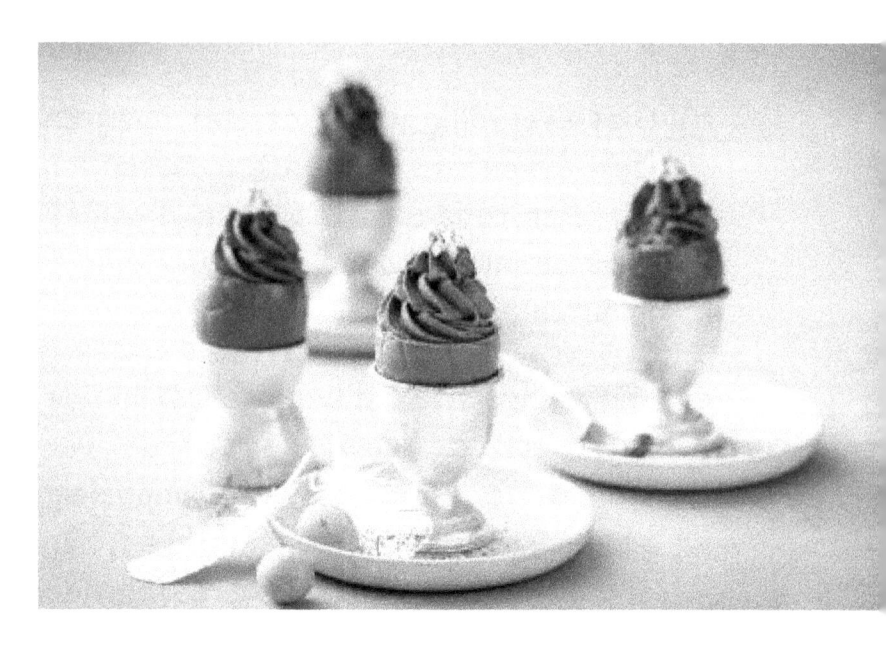

INGREDIËNTEN

- 8 Vitabite-repen van 25 g
- 25 g boter
- 75 g Freedom-marshmallows
- 30 ml water
- ½ theelepel vanille-extract
- 140ml ProZero ' dubbele crème'

a) Smelt 3 Vitabite-repen in een hittebestendige kom boven een pan met kokend water.

b) Haal de eierhelften uit de vormpjes en zet ze terug in de koelkast.

c) Doe de resterende Vitabite, boter, marshmallows en water in een kleine pan.

d) Kook op laag vuur en roer goed tot het mengsel een gladde textuur heeft. Haal van het vuur en laat afkoelen.

e) Voeg het vanille-extract toe aan de ProZero ' dubbele room ' en klop tot er stevige pieken ontstaan

f) Spatel de opgeklopte ProZero ' dubbele room ' voorzichtig door het gladde Vitabite-mengsel en verdeel gelijkmatig over de paaseivormpjes.

39. Jammie koekjes

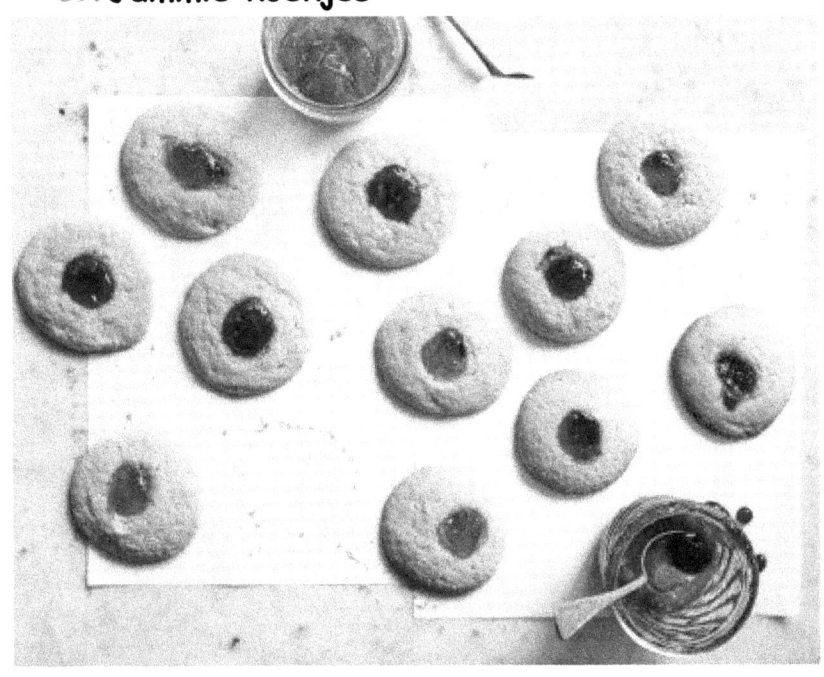

INGREDIËNTEN

- 200 g Fate eiwitarme universele mix
- 40 g Custardpoeder
- 70 g suiker (plus 2 el om te bestuiven)
- 160 g margarine
- 100 g pitloze jam naar keuze

a) Doe de Fate Low Protein All-Purpose Mix, custardpoeder, suiker en margarine in een mengkom en meng met een spatel goed tot er een deeg ontstaat.

b) Bekleed een bakplaat met vetvrij papier.

c) Rol het deeg tussen twee vellen bakpapier uit tot een dikte van 3 cm.

d) Steek met de grote hartenuitsteker 10 harten uit het deeg en leg ze op de bakplaat.

e) Snijd met de kleinere uitsteker het midden uit 5 koekjes. Je zou 5 stevige hartvormige bodems moeten hebben en 5 koekjes met uitgesneden hartvormige middelpunten. Bak gedurende 20 minuten.

40. Eton Mess

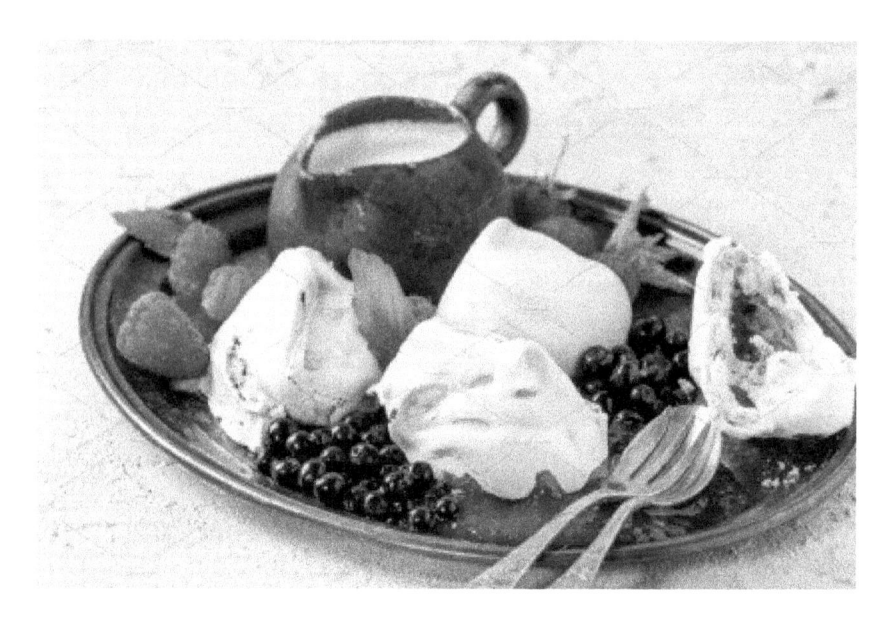

INGREDIËNTEN

- 50 g eiwitarme meringue, in kleine stukjes gebroken

- 50 g Frambozen

- 50 g Aardbeien, gehakt

- Voedselhemel Hemels slagroom!

a) Doe de meringues, Food Heaven Heavenly Whipped!, frambozen en aardbeien in twee glazen kommen.

b) Verdien.

41. Meringue

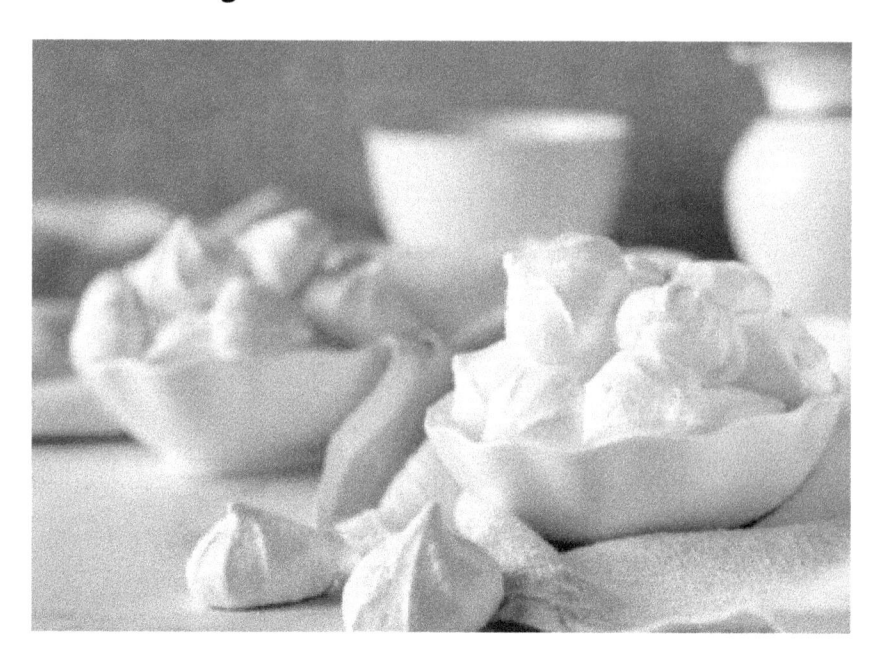

INGREDIËNTEN

- 100 ml Aquafaba
- ¼ theelepel Room van wijnsteen
- 100 g basterdsuiker
- 1 theelepel vanille-essence

a) Giet kokend water in een schone glazen kom. Zo wordt eventueel overtollig vet uit de kom verwijderd

b) Doe de aquafaba en de wijnsteencrème in de kom en klop met de elektrische garde tot er zachte pieken ontstaan.

c) Voeg geleidelijk de basterdsuiker toe, 1 eetlepel per keer, en klop tussen elke lepel. Klop tot er stijve pieken ontstaan.

d) Voeg de vanille-essence toe en klop gedurende 10 seconden tot alles gemengd is.

e) Schep het mengsel in een spuitzak en spuit de gewenste vormpjes op een met bakpapier beklede bakplaat.

f) Bak 90 minuten in de oven.

BROODJES EN HAMBURGERS

42. Champignonsandwich

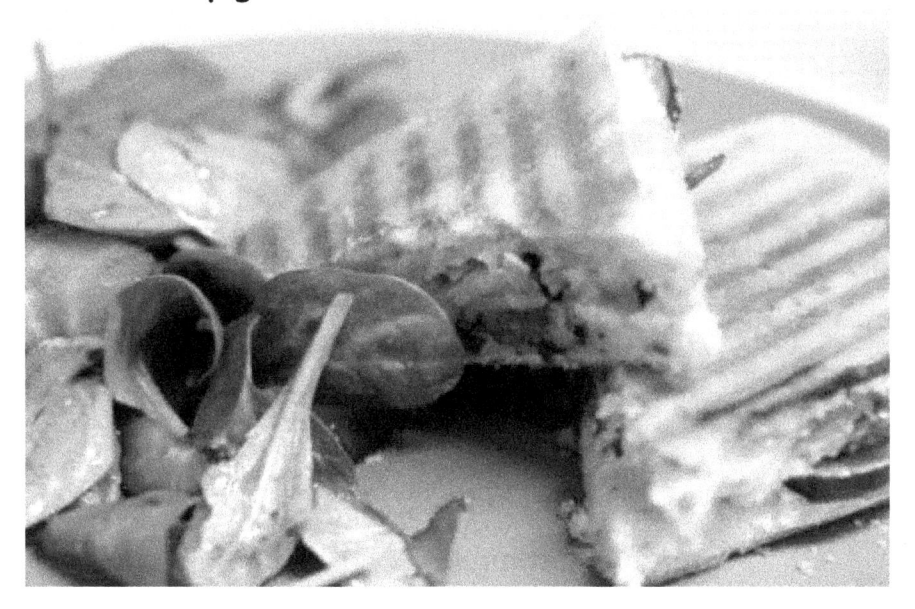

INGREDIËNTEN

- 1 kopje artisjok uit blik Sap van ½ citroen
- 1 eetlepel olijfolie
- 1 theelepel gehakte knoflook
- 1 theelepel witte azijn
- ¼ theelepel zout , gemalen zwarte peper
- 2 portobello champignonhoedjes
- 1 courgette, in partjes van 3 cm gesneden
- 2 eetlepels olijfolie
- 1 middelgrote tomaat, in plakjes gesneden
- 2 meergranenbroodjes, binnenkant uitgeschept
- 2 ons verse geitenkaas

a) Doe alle tapenade-ingrediënten in de kom van een keukenmachine met een metalen mes.

b) Om de sandwich te bereiden: Verwarm de oven voor op 400 ° F. Schik de champignons en courgette op een bakplaat met antiaanbaklaag. Besprenkel met 1 eetlepel olijfolie. Rooster gedurende 10 minuten. Leg de plakjes tomaat op dezelfde bakplaat, besprenkel met de resterende eetlepel olijfolie en ga door met braden, waarbij je de groenten halverwege het koken omdraait, gedurende 20 minuten, of tot ze sissen en alle vloeistof is weggekookt.

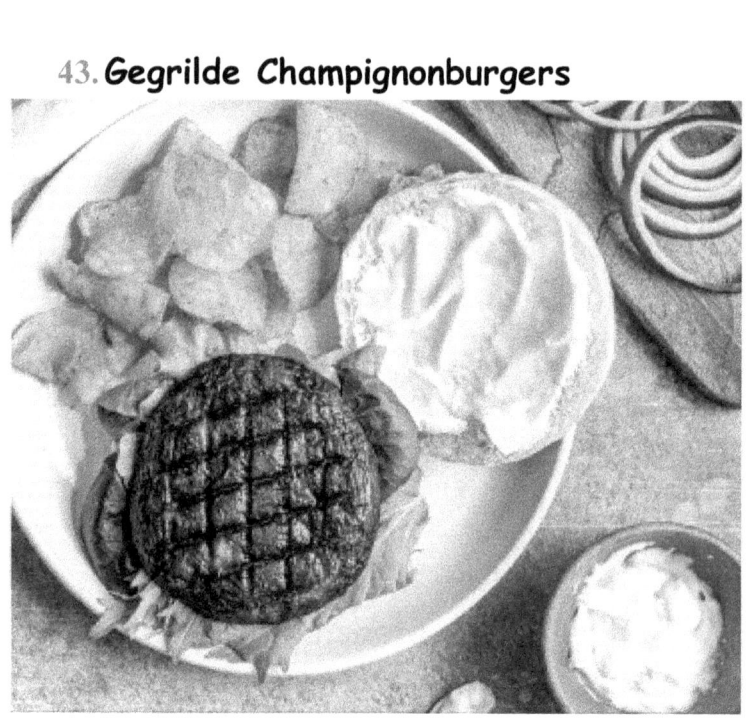

43. Gegrilde Champignonburgers

INGREDIËNTEN

- 2 grote portobello champignonhoedjes
- 4 theelepels balsamicoazijn
- ½ kopje geroosterde rode paprikareepjes
- 2 100% volkoren broodjes
- 2 plakjes (elk 3/4 ounce) Provolone
- 4 blaadjes friséesla

a) Verwarm een grillpan voor op middelhoog vuur.

b) Grill de champignons gedurende 8 minuten, draai ze halverwege de bereiding om en bestrijk ze met de azijn. Verwarm de paprikareepjes en broodjes in de grillpan.

c) Verdeel 1 eetlepel pesto op de bodem van elk broodje en leg er een champignon op, belegd met 1 plakje kaas en de helft van de plakjes paprika. Leg op elke burger 2 friséeblaadjes, besprenkel indien gewenst met extra azijn en sluit af met de bovenkant van het broodje.

44. Olijf-roomkaassandwiches

INGREDIËNTEN

- 1 pakje (8 ons) Neufchâtel-kaas, verzacht
- 4 lente-uitjes, fijngehakt
- $\frac{1}{4}$ theelepel hete pepersaus (optioneel)
- 12 natriumarme tarwecrackers
- 2 pruimtomaatjes, in dunne plakjes gesneden

a) Combineer de kaas, olijven, lente-uitjes en hete pepersaus, indien gewenst, in een kleine kom.
b) Verdeel over de crackers. Bestrijk met de tomaten.

45. Zalmsandwiches met Wasabi

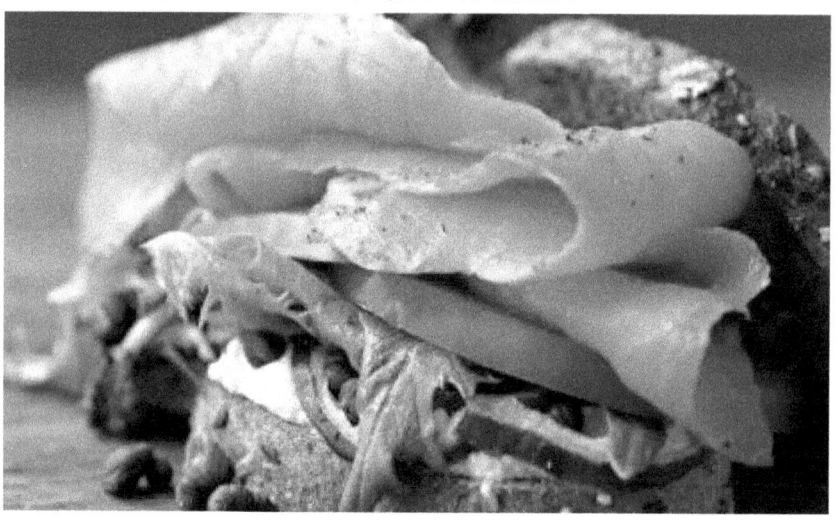

INGREDIËNTEN

- ¼-½ theelepel wasabipasta
- 2 kopjes (blikje van 14,75 ounce) wilde zalm uit Alaska, uitgelekt
- 8 dunne sneetjes 100% volkorenbrood, geroosterd
- 4 dunne plakjes rode ui
- 4 dunne ringen rode paprika
- 4 theelepels gesneden ingelegde gember
- 1 kop rucola

a) Meng de mayonaise en ¼ theelepel wasabipasta en roer tot een gladde massa. Voeg indien gewenst meer wasabi toe, naar eigen smaak. Vouw de zalm er voorzichtig door.

b) Leg 4 sneetjes brood op een werkblad en beleg elk met ½ kopje zalmmengsel, 1 schijfje ui, in ringen verdeeld, 1 peperring, 1 theelepel gember en ¼ kopje rucola. Beleg met de overige 4 sneetjes brood.

46. Kaasachtige kippensandwich

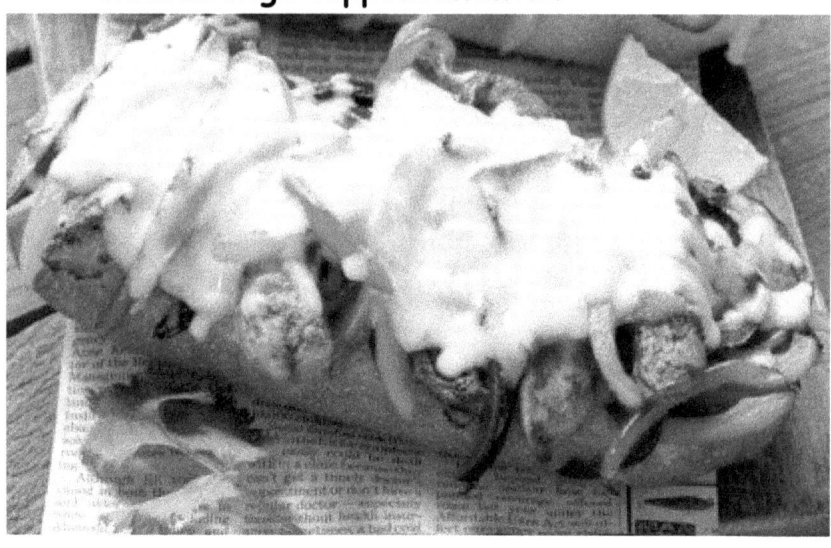

INGREDIËNTEN

- 2 maïstortilla's (6" diameter)
- 1 plak (3/4 ounce) Cheddar-kaas met verlaagd vetgehalte
- 1 ounce dun gesneden gekookte kipfilet zonder botten, zonder vel
- 1 bladsla, in reepjes gesneden
- 2 theelepels salsa
- 2 theelepels gehakte verse koriander

a) Verhit de olie in een koekenpan met anti-aanbaklaag op middelhoog vuur. Bak de tortilla's ongeveer 1 minuut aan elke kant, of tot ze lichtbruin zijn (ze worden knapperig als ze afkoelen). Leg de tortilla's op een werkoppervlak. Leg de kaas op 1 tortilla.

b) Plaats de kip in de koekenpan (veeg hem niet eerst uit) en kook gedurende 30 seconden, of tot hij warm is.

c) Beleg de met kaas bedekte tortilla met de kip, sla, salsa, koriander en ten slotte de overgebleven tortilla. Met een gekarteld mes in 2 halve manen snijden.

47. Kalkoenpanini met avocado

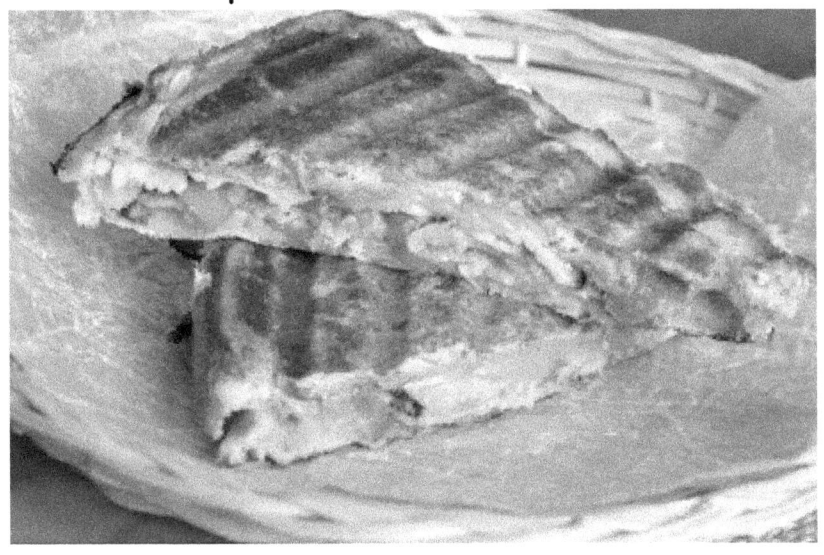

INGREDIËNTEN

- 4 sneetjes volkorenbrood
- ¼ pond delicatessen gesneden kalkoenborst met verlaagd natriumgehalte
- 4 plakjes vleestomaat
- ¼ kopje babyrucola
- 2 theelepels Dijon-mosterd
- 1 theelepel extra vergine olijfolie

a) Leg 1 sneetje brood op een werkblad. Beleg met de helft van de kalkoen, plakjes tomaat, plakjes avocado en rucola. Bestrijk nog een sneetje brood met de helft van de mosterd en leg het met de mosterdkant naar beneden op de rucola. Herhaal met de overige ingrediënten.

b) Verhit een geribbelde grillpan met anti-aanbaklaag op middelhoog vuur tot hij heet is. Werk met één sandwich tegelijk, bestrijk de buitenkant van elke sandwich lichtjes met $\frac{1}{4}$ theelepel olie en plaats deze in de pan. Zet een koekenpan met dikke bodem op de sandwich en bak 1 tot 2 minuten per kant, of tot het geroosterd en warm is in het midden.

48. Gegrilde Hamsandwiches

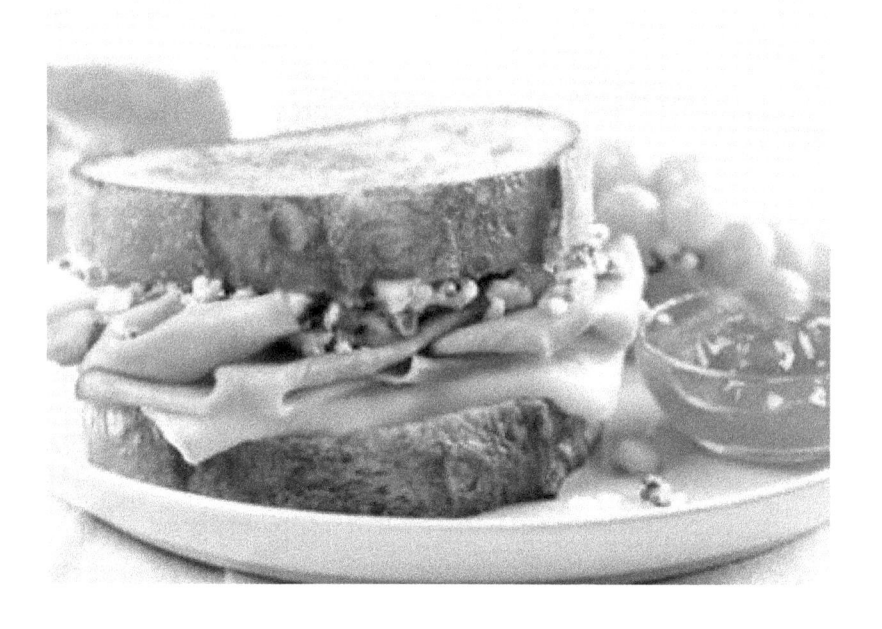

INGREDIËNTEN

- 8 sneetjes meergranenbrood, geroosterd
- 2 eetlepels canola-oliemayonaise
- 1 kopje babyrucola of takjes waterkers
- ¼ pond dun gesneden magere, natriumarm gebakken ham
- 1 rijpe rode Bartlett-peer, in vieren gesneden, zonder klokhuis en in dunne partjes gesneden
- ¼ kopje verkruimelde Gorgonzola-kaas

a) Verwarm de grill voor. Leg het brood op een bakplaat. Besmeer 4 plakjes met de mayonaise en verdeel de rucola of waterkers erover, gelijkmatig verdeeld. Bestrijk dezelfde plakjes met gelijke porties ham en verdeel de perenpartjes erbovenop. Strooi de kaas en de gesneden amandelen over de peer.

b) Zet 1 tot 2 minuten onder de grill, of tot de kaas gesmolten is. Bestrijk met het resterende brood. Snij diagonaal door en serveer warm.

49. Citroen Aioli Tonijnburger

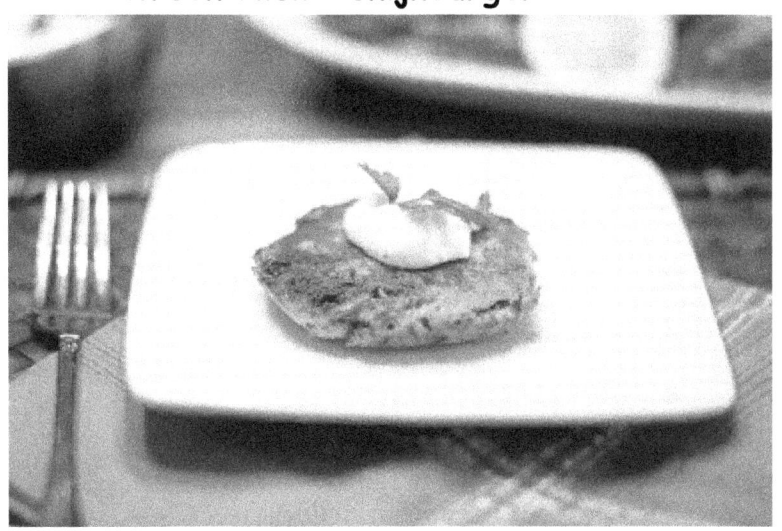

INGREDIËNTEN

- 1 eetlepel citroensap
- ½ teentje knoflook, fijngehakt
- ½ groene ui, in dunne plakjes gesneden
- 4 (4-ounce) geelvintonijnsteaks
- 2 theelepels koolzaadolie
- ¼ theelepel zout
- 4 hamburgerbroodjes
- 1 kop verse rucolablaadjes
- ¼ komkommer, in 12 plakjes gesneden

a) Smeer een grillrooster in met kookspray. Bereid de grill voor op middelhoog vuur.

b) Doe de mayonaise, het citroensap, de knoflook en de ui in een kom en meng goed.

c) Bestrijk de tonijnsteaks met de olie en bestrooi met het zout. Grill gedurende 2 minuten per kant, of tot ze goed gemarkeerd en gaar zijn tot de gewenste gaarheid.

d) Schik de bodems van de broodjes op elk van de 4 borden. Beleg elk met $\frac{1}{4}$ kopje rucola, 3 plakjes komkommer en 1 tonijnsteak. Besmeer de bovenste helft van elk broodje met het mayonaisemengsel en leg elk broodje op de tonijnsteak. Serveer onmiddellijk.

50. Barbecue Pulled Pork

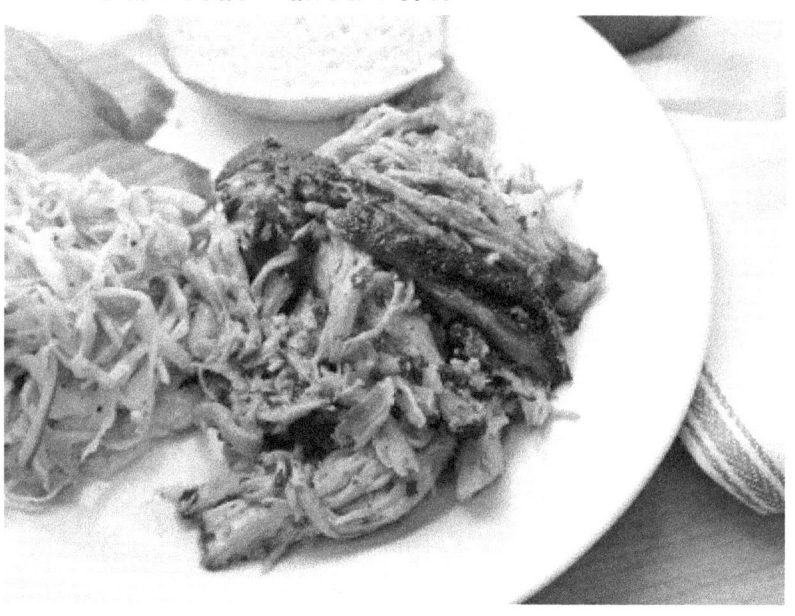

INGREDIËNTEN

- 1½ pond varkenslende zonder botten, ontdaan van al het zichtbare vet
- 1 middelgrote ui, gehakt (ongeveer ½ kopje)
- 2/3 kopje ketchup
- 1 eetlepel ciderazijn
- 1 eetlepel melasse
- 2 theelepels verpakte bruine suiker
- 2 theelepels mosterdpoeder
- 1½ theelepel knoflookpoeder
- 1 theelepel Worcestershiresaus
- ¼ theelepel versgemalen zwarte peper
- 1½ kopje kippen- of groentebouillon
- 6 volkoren hamburgerbroodjes

a) Voeg de ui toe en kook nog 5 minuten, of tot de ui goudbruin begint te worden. Voeg de ketchup, azijn, melasse, suiker, mosterdpoeder, knoflookpoeder, worcestershiresaus, zwarte peper en bouillon toe.

b) Roer goed om te combineren en breng aan de kook op middelhoog vuur. Zet het vuur laag, dek af en laat, af en toe roerend, gedurende $1\frac{1}{2}$ uur sudderen.

c) Haal het deksel van de pan en laat 10 minuten langer sudderen, of tot de saus iets is ingedikt en het varkensvlees zeer mals is. Haal van het vuur.

d) Trek het varkensvlees met twee vorken in reepjes en serveer op volkoren hamburgerbroodjes

SOEPEN & SALADES

51. Gekoelde zomersoep

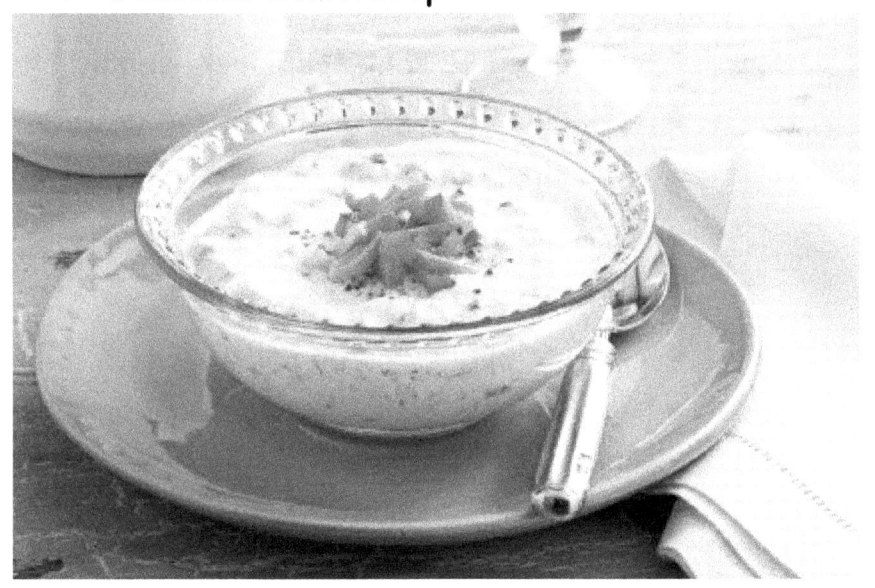

INGREDIËNTEN

- 4 grote wortels, grof gesneden
- 2 blikjes (elk 14½ ounce) natriumarme kippenbouillon
- 1 grote gele zomerpompoen, gehakt
- ½ kleine rode ui, gehakt
- 1 teentje knoflook
- 3/4 theelepel gemalen komijn
- ½ theelepel zout
- ¼ theelepel gemalen koriander
- ¼ theelepel gemalen zwarte peper
- 3/4 kopje magere yoghurt
- Verse bieslook, in stukjes van ¼" gesneden (optioneel)

a) Doe de wortels en de bouillon in een grote pan met deksel en breng aan de kook. Zet het vuur middelhoog en laat ongeveer 7 minuten sudderen, of totdat de wortels zacht beginnen te worden.

b) Voeg de pompoen, ui, knoflook, komijn, zout, koriander en peper toe. Dek af en zet het vuur hoog. Zodra het mengsel begint te koken, zet je het vuur laag en laat je het 15 tot 20 minuten sudderen, of totdat de groenten heel zacht zijn en de smaken zijn gemengd.

c) pureer de soep tot een gladde massa. Giet het mengsel in een kom, dek af en zet 1 uur in de koelkast.

d) Roer de yoghurt door de soep tot het gemengd is.

52. Tomaten-Avocadosoep

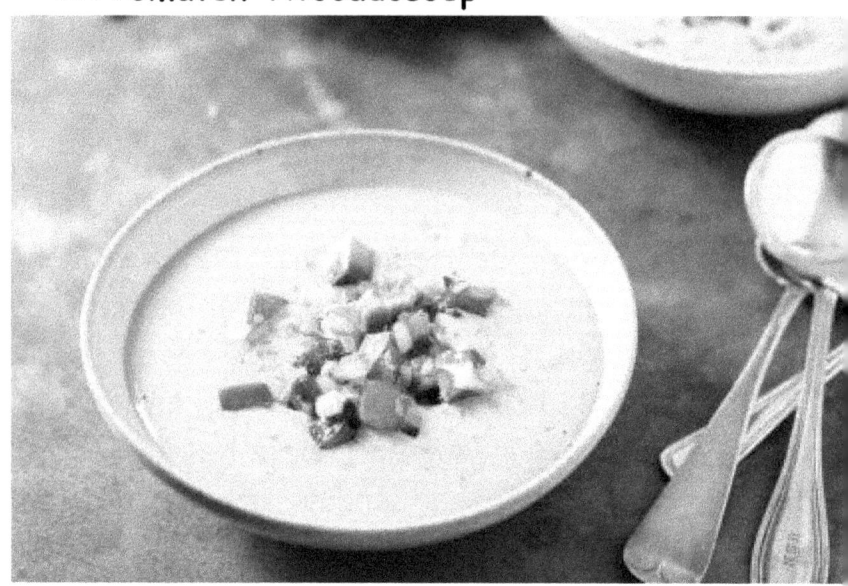

INGREDIËNTEN

- 1 blik (28 ons) hele tomaten
- ½ zoete ui, in plakjes gesneden
- 1 kopje natriumarme groentebouillon
- 1 kopje water
- ½ theelepel gemalen peper
- 1 kopje karnemelk
- ¼ kopje vetvrije Griekse yoghurt

a) Verwarm de oven voor op 350 ° F.

b) Giet de tomaten (met sap) in een ovenschaal van 30 x 50 cm. Strooi de ui erover en bak gedurende 1 uur, of tot het mengsel dik is en de ui bruin begint te worden.

c) Breng het mengsel over naar een blender. Voeg de bouillon, het water en de peper toe en pureer tot een gladde massa.

d) Verwarm het soepmengsel in een pan op middelhoog vuur gedurende 5 minuten, of tot het gaar is. Voeg de karnemelk toe en roer om te combineren.

e) Garneer elke portie met 1 eetlepel yoghurt en $\frac{1}{4}$ van de avocadoplakken.

53. Pompoensoep

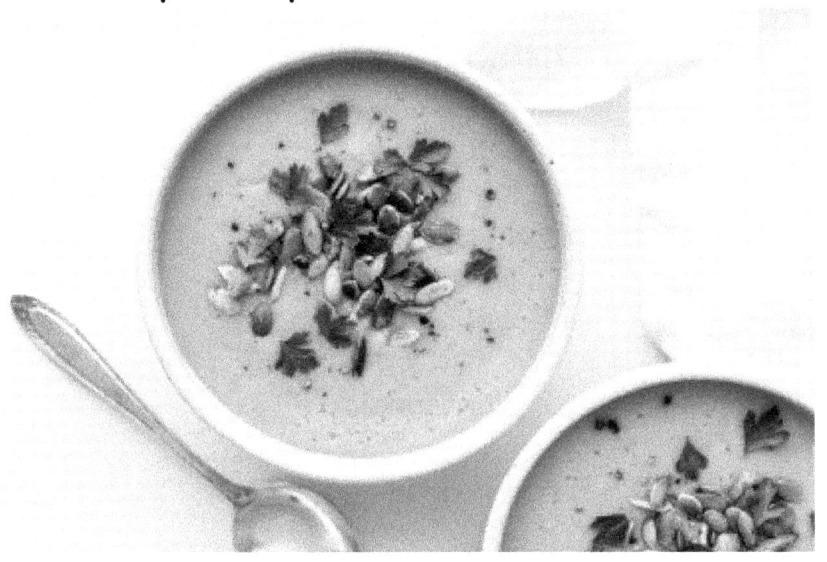

INGREDIËNTEN

- 1 grote prei, gewassen en in dunne plakjes gesneden
- 1 grote pompoen
- 4 teentjes knoflook, gehakt
- 1 eetlepel Loprofin bakmix
- 1 eetl plantaardige olie
- 6,5 oz LP-drankmix
- Verse peterselie, gehakt
- Grond zwarte peper

a) Doe de prei, pompoenstukjes, knoflook en olie in een grote, diepe, zware pan. Laat 3-4 minuten zachtjes koken tot de groenten zacht maar niet bruin beginnen te worden.

b) Meng de bakmix met de LP-Drink Mix en giet er 32 ounces warm water bij. Goed roeren.

c) Giet het vloeibare mengsel geleidelijk in de pan en breng aan de kook, onder voortdurend roeren. Pureer mengsel

d) Giet ongeveer een kwart van de soep in een serveerkom en laat een beetje afkoelen voordat je er een beetje gehakte peterselie door roert.

54. Afrikaanse Pindasoep

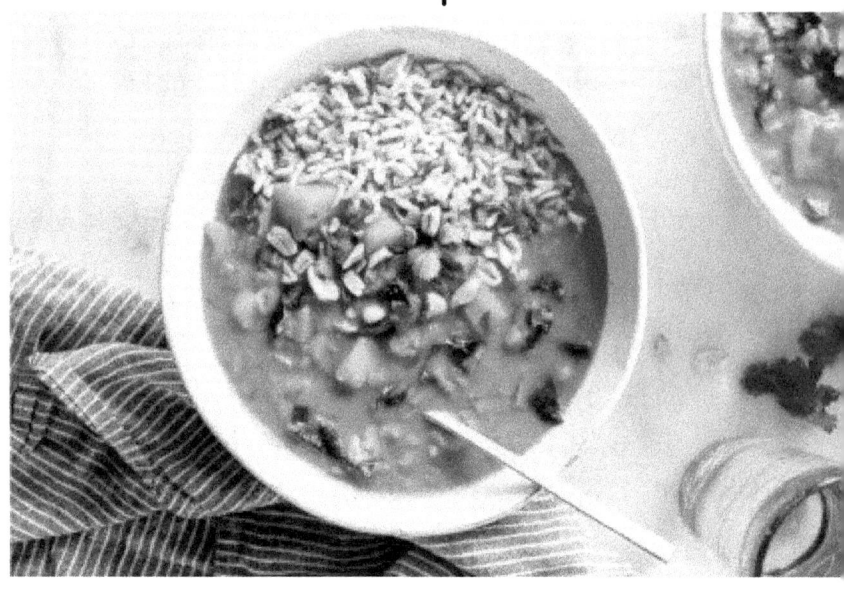

INGREDIËNTEN

- 1 eetlepel koolzaadolie
- 1 ui, gehakt
- 2 krenten bleekselderij, gehakt
- 2 wortels, gehakt
- 1 teentje knoflook, fijngehakt
- 1 eetlepel geraspte gember
- 3 kopjes natriumarme groentebouillon
- 2 eetlepels vers geperst citroensap
- 2 eetlepels gehakte ongezouten pinda's
- 2 eetlepels gehakte verse koriander

a) Verhit de olie in een grote pan of Dutch op middelhoog vuur. Voeg de ui, selderij en wortels toe. Kook, af en toe roerend, gedurende 5 minuten, of tot de ui zacht wordt.

b) Voeg de knoflook, gember en 2 kopjes bouillon toe. Zet het vuur laag, dek af en laat 30 minuten sudderen, of tot de groenten heel zacht zijn.

c) Doe de soep in een keukenmachine met een metalen mes of in een blender (indien nodig in batches). Verwerk tot een gladde massa.

d) Doe de soep terug in de pan en roer de pindakaas, het citroensap en de resterende 1 kopje bouillon erdoor. Kook gedurende 5 minuten.

55. Linzensoep

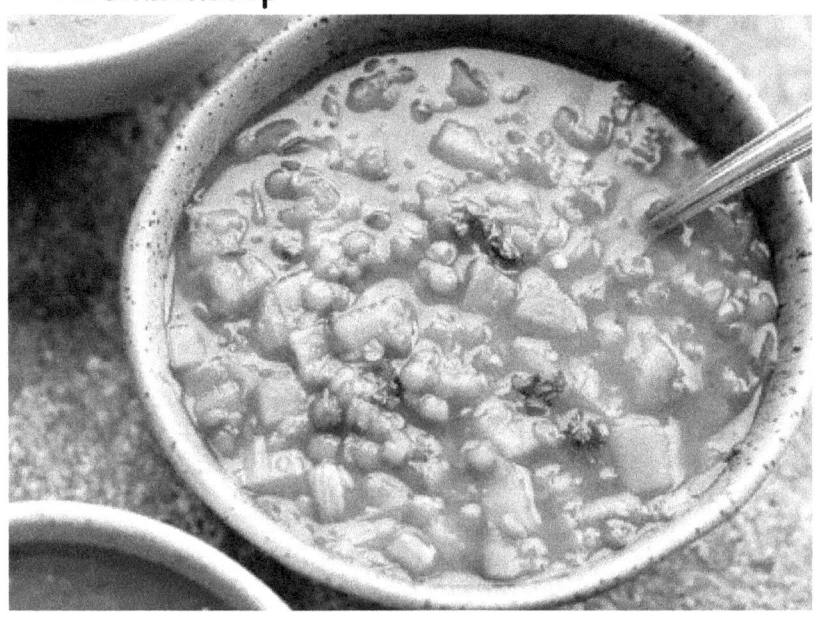

INGREDIËNTEN

- 1 eetlepel olijfolie
- 1½ theelepel hele komijnzaad
- 1 grote ui, gehakt
- 4 teentjes knoflook, fijngehakt
- ½ theelepel gemalen koriander
- ½ theelepel versgemalen zwarte peper
- 1 theelepel paprikapoeder
- 1 1/3 kopjes (½ pond) linzen, gesorteerd en gespoeld
- 5 kopjes water
- 1 blikje (14½ ounces) tomatenblokjes
- 2 kopjes verpakte geraspte verse spinazie
- ½ theelepel zout
- ½ kopje vetvrije Griekse yoghurt

a) Plaats de olie en het komijnzaad in een Nederlandse oven of een zware grote pan op middelhoog vuur.

b) Kook al roerend gedurende 2 tot 3 minuten, of tot het geurig is. Roer de ui, knoflook, koriander en peper erdoor en kook, al roerend vaak, gedurende 4 tot 6 minuten, of tot de ui en knoflook gaar zijn. Roer de paprika erdoor.

c) Voeg de linzen en het water toe. Dek af en breng aan de kook. Zet het vuur laag en laat afgedekt 30 tot 35 minuten sudderen, of tot de linzen heel zacht zijn.

d) Roer de tomaten, spinazie, pinda's en zout erdoor. Verhoog het vuur en laat het geheel, onafgedekt, nog 5 minuten langer sudderen.

56. Italiaanse Groenten- en Bonensoep

INGREDIËNTEN

- 1 eetlepel olijfolie
- 1 grote ui, gehakt
- 4 wortels, gehakt
- 1 blik (14½ ounce) tomatenblokjes met geroosterde knoflook (sap gereserveerd)
- 2 blikjes (elk 14½ ounce) natriumarme kippenbouillon
- 3 blikjes (elk 15 ounce) cannellinibonen zonder zout, gespoeld en uitgelekt
- 1 eetlepel gehakte gedroogde rozemarijn
- 3 kopjes water
- ½ pond escarole, grof gesneden
- ½ theelepel zout
- ½ kopje geraspt
- Romano-kaas

a) Verhit de olijfolie in een grote pan op middelhoog vuur. Kook de ui en wortels gedurende 10 minuten, of tot de groenten zacht worden.

b) Voeg de tomaten en hun sap, bouillon, bonen, rozemarijn en 3 kopjes water toe. Dek af en kook ongeveer 10 minuten, of tot het mengsel begint te sudderen.

c) Zet het vuur laag en voeg de escarole en het zout toe. Kook, onafgedekt, 15 minuten langer, of tot de smaken zich vermengen. Roer de kaas erdoor.

57. Kaasvrije rundvlees-uiensoep

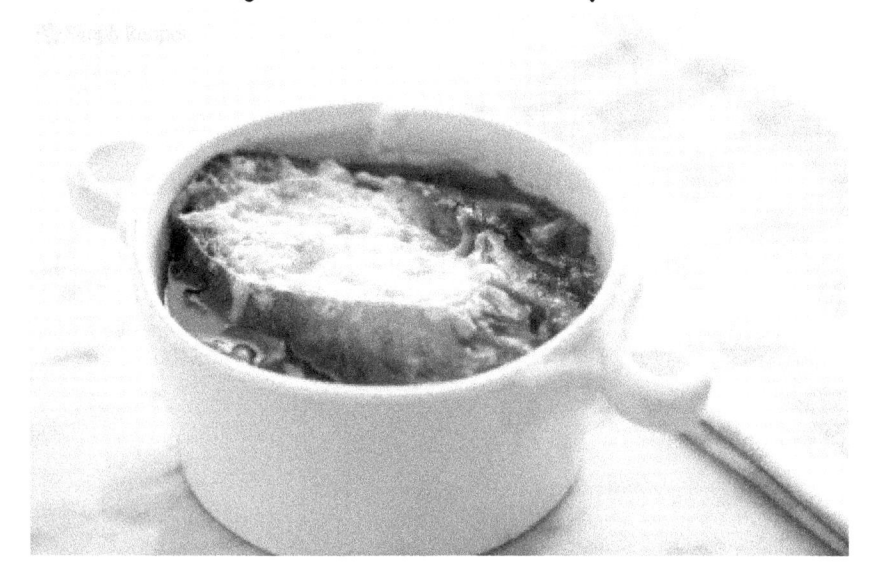

INGREDIËNTEN

- 8 ons ossenhaas, bijgesneden
- 3 grote uien, in dunne plakjes gesneden
- 2 teentjes knoflook, fijngehakt
- 2 eetlepels balsamicoazijn
- 4 kopjes natriumarme runderbouillon
- 1 theelepel Worcestershiresaus

a) Verhit 1 eetlepel olie in een grote pan op middelhoog vuur. Voeg het rundvlees toe en bak ongeveer 2 tot 3 minuten per kant .

b) Voeg de resterende 3 eetlepels olie toe aan de pan en zet het vuur middelhoog. Voeg de uien en suiker toe en kook, af en toe roerend, ongeveer 25 minuten, of tot ze goudbruin zijn.

c) Voeg de knoflook toe en kook 2 minuten.

d) Verhoog het vuur tot middelhoog, giet de azijn erbij en breng aan de kook. Kook, onder voortdurend roeren, ongeveer 1 minuut, of tot de azijn bijna volledig is verdampt.

e) Voeg de bouillon en Worcestershiresaus toe. Breng aan de kook, laat het sudderen en kook, afgedekt, gedurende 15 minuten.

f) Scheur het brood in stukjes en draai het in de keukenmachine tot kruimels. Roer de kruimels door de soep

58. Broccoli-Pecannotensalade

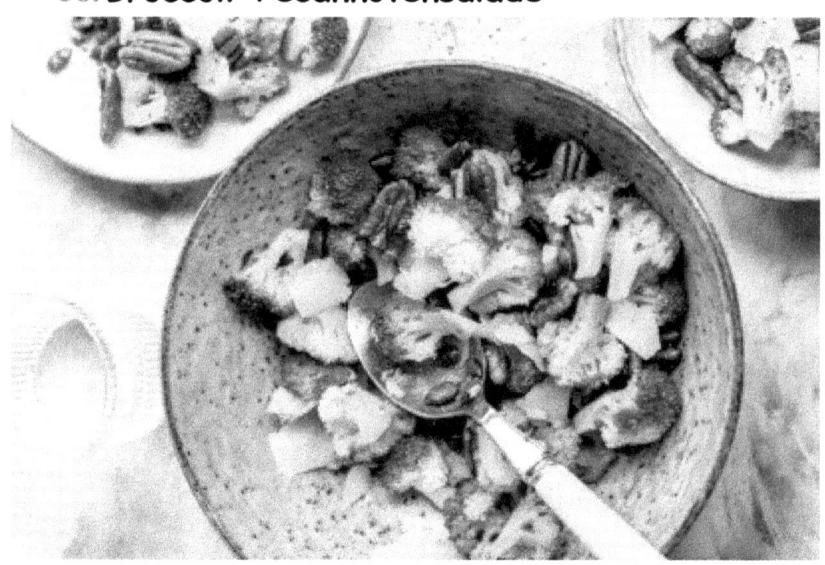

INGREDIËNTEN

- 3 eetlepels canola-oliemayonaise
- 1 eetlepel rode of witte wijnazijn
- 1/8 theelepel zout
- 2 kopjes broccoliroosjes
- ¼ kopje geraspte rode ui
- ¼ theelepel rode pepervlokken

Meng de mayonaise, azijn en zout in een grote serveerschaal. Klop tot een gladde massa.

a) Voeg de broccoli, pecannoten, ui en rode pepervlokken toe. Gooi twee jassen. Koel tot klaar om te serveren.

59. Pastasalade met tortellini

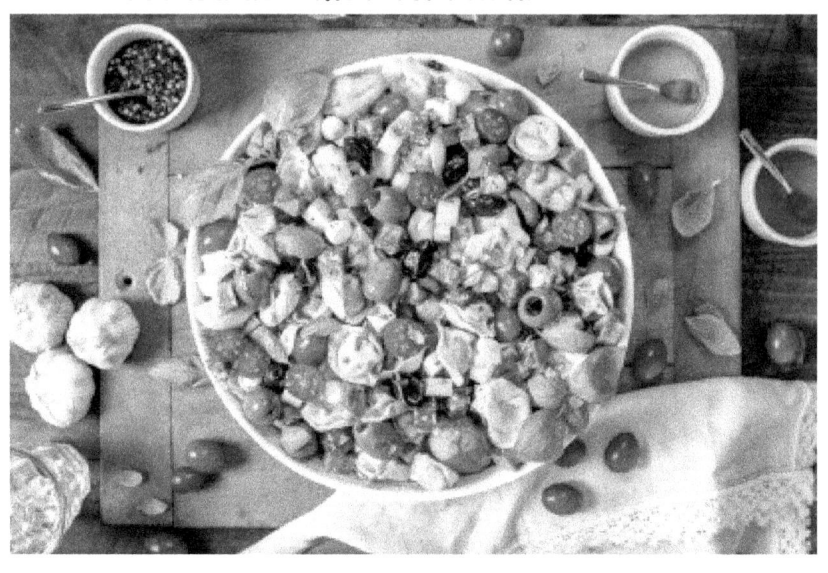

INGREDIËNTEN

- 1 pakje (9 ons) gekoelde driekleurige kaastortellini
- 2 kopjes bijgesneden sugar snaps 2 kopjes worteltjes
- 2 kopjes broccoliroosjes
- 2 eetlepels pesto
- 1 kop kerstomaatjes, gehalveerd
- $\frac{1}{4}$ theelepel gemalen zwarte peper Verse basilicum (optioneel)

a) Doe de tortellini in een grote pan met kokend water. Kook volgens de aanwijzingen op de verpakking, af en toe roeren. Voeg de sugar snaps, wortels en broccoli toe en kook de laatste 3 minuten, of tot ze gaar maar nog knapperig zijn.

b) Giet de pasta en groenten af en spoel af met koud water. Doe het mengsel in een grote kom en meng met de pesto. Voeg voorzichtig de tomaten, olijven en peper toe. Garneer eventueel met basilicum.

60. Gerst-bonensalade

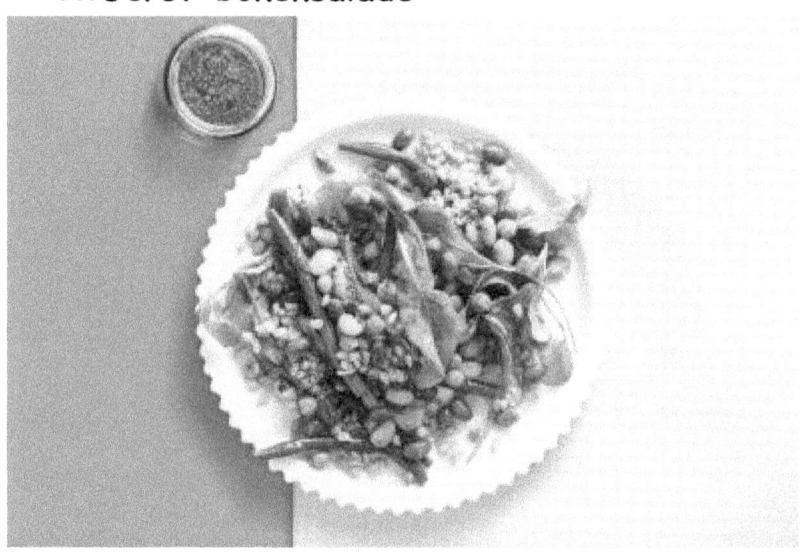

INGREDIËNTEN

- 1 kopje gerst
- 3 eetlepels olijfolie
- 1 prei, alleen de witte en lichtgroene delen, in dunne plakjes gesneden
- ½ pompoen, geschild en gehakt (ongeveer 2 kopjes)
- ¼ kopje water
- 3 eetlepels gehakte verse peterselie
- 1 blik (15 ounces) zwarte bonen zonder zout, gespoeld en uitgelekt
- ½ theelepel zout
- 2 eetlepels citroensap

a) Verhit ondertussen 2 eetlepels olie in een grote koekenpan met anti-aanbaklaag op middelhoog vuur. Voeg de prei en pompoen toe en kook, al roerend of roerend, tot ze enigszins zacht en lichtbruin zijn, ongeveer 10 minuten. Voeg het water en de helft van de peterselie toe en kook 2 tot 3 minuten langer. Doe de groenten in een grote kom.

b) Voeg de gerst, zwarte bonen, zout en de resterende 1 eetlepel olie en resterende peterselie toe. Roer om te combineren. Voeg pijnboompitten toe. Breng op smaak met citroensap en peper. Garneer eventueel met citroenschil.

61. Spinaziesalade met Avocado

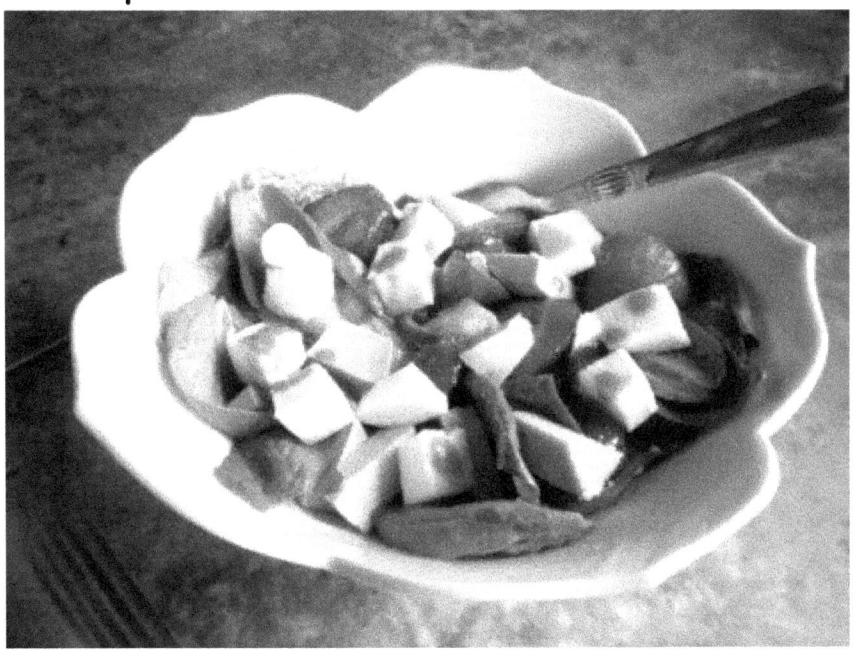

INGREDIËNTEN

- 2 kopjes gepelde en in plakjes gesneden aardbeien
- 2 eetlepels extra vergine olijfolie
- 2 eetlepels honing
- 1 eetlepel balsamicoazijn
- ½ theelepel zout
- 1/8 theelepel gemalen zwarte peper
- 1 zak (6 ons) babyspinazie
- 1 rijpe middelgrote mango
- 5 ons verse mozzarella, in kleine stukjes gesneden
- 3 eetlepels gehakte amandelen, geroosterd

a) Doe ½ kopje aardbeien, de olie, honing en balsamicoazijn in een keukenmachine. Verwerk tot een gladde massa. Doe het mengsel in een slakom en roer het zout en de peper erdoor.

b) Voeg de spinazie, mango en de resterende 1½ kopje aardbeien toe aan de dressing en meng goed. Strooi de mozzarella, avocado en amandelen erover.

62. Franse Linzensalade

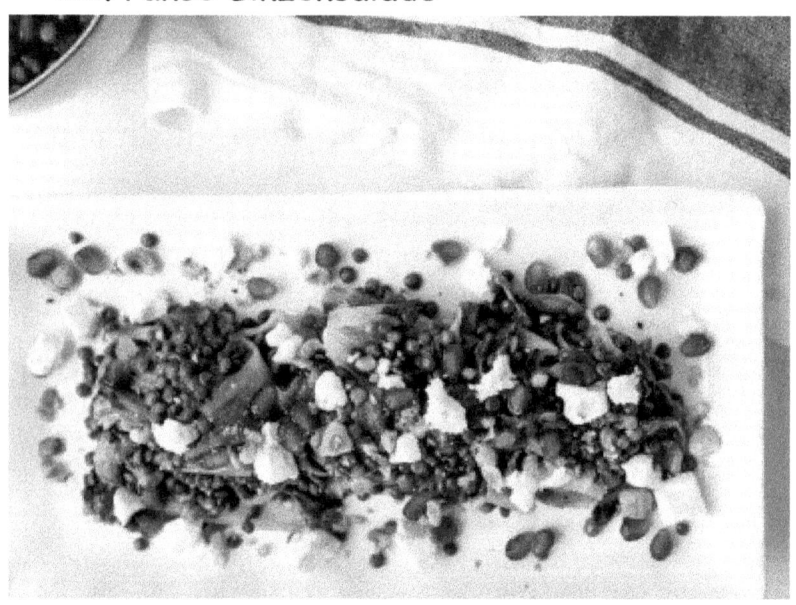

INGREDIËNTEN

- 1 kop Franse of bruine linzen
- 3 kopjes natriumarme groentebouillon
- 2 laurierblaadjes
- 2 hele teentjes knoflook, gepeld
- 2 eetlepels rode wijnazijn
- ¼ theelepel zout
- ¼ theelepel versgemalen zwarte peper
- 1 wortel, versnipperd
- 2 eetlepels gehakte peterselie
- 1 blok (4 ons) gekruide geitenkaas

a) Combineer de linzen, bouillon, laurierblaadjes en knoflook in een middelgrote pan en breng op middelhoog vuur aan de kook. Zodra de linzen het kookpunt bereiken, zet je het vuur laag, zodat het mengsel kookt. Dek af en laat 25 tot 30 minuten sudderen, of tot de linzen gaar zijn. Giet overtollige bouillon af. Zet de teentjes knoflook opzij. Gooi de laurierblaadjes weg. Verdeel de linzen over een bakplaat om af te koelen.

b) Combineer de olie, azijn, zout, peper en gereserveerde teentjes knoflook in een slakom. Klop en plet de knoflook tot een gladde massa. Voeg de linzen, wortel en peterselie toe. Gooi twee jassen. Schep het mengsel op 4 borden.

c) Snijd de kaas in 4 plakjes. Plat liggen. Bestrooi beide kanten lichtjes met koriander. Plaats op een magnetronbestendige schaal. Magnetron op medium gedurende ongeveer 30 seconden, of totdat de kaas warm is. Leg op elke salade een stukje kaas.

63. Eiersalade Schotel

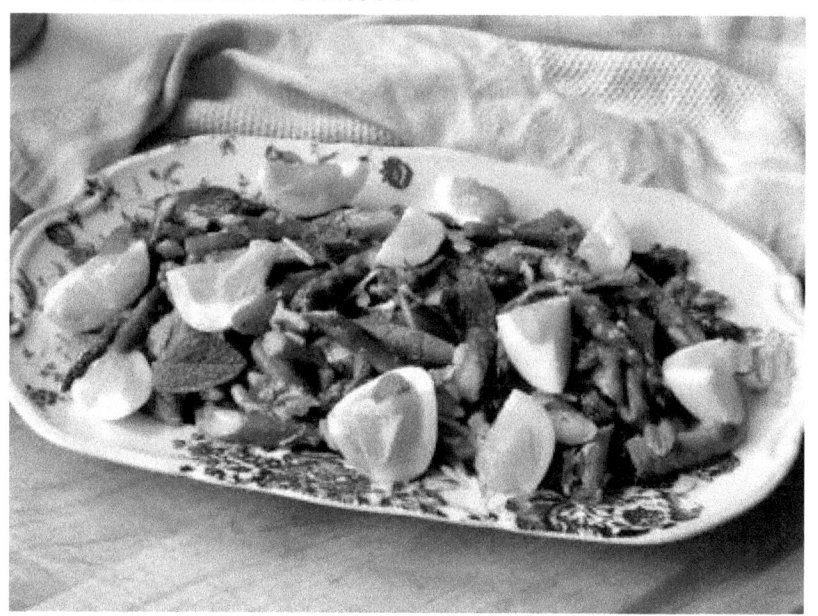

INGREDIËNTEN

- 6 grote eieren, hardgekookt en gepeld (gooi 3 dooiers weg)
- 3 krenten bleekselderij, gehakt
- ½ kopje geschilde, gehakte broeikaskomkommer
- 3 radijsjes, gehakt
- 2 lente-uitjes, in dunne plakjes gesneden, of ¼ kopje gehakte zoete witte ui
- 2 eetlepels geknipte verse dille
- ½ theelepel korrelige mosterd
- ½ theelepel versgemalen zwarte peper
- 1/8 theelepel zout Bladsla, voor serveren
- 2 grote tomaten, in partjes gesneden
- 8 Wasa knäckebröden, voor erbij

a) Hak de eieren en het eiwit grof en doe ze in een middelgrote kom. Voeg de bleekselderij, komkommer, radijsjes, lente-uitjes, mayonaise, dille, mosterd, peper en zout toe en meng goed.

b) Schik de slablaadjes op een schaal of borden. Schep de salade erop en garneer met de tomatenpartjes. Serveer met de knapperige broden .

64. Klassieke Griekse garnalensalade

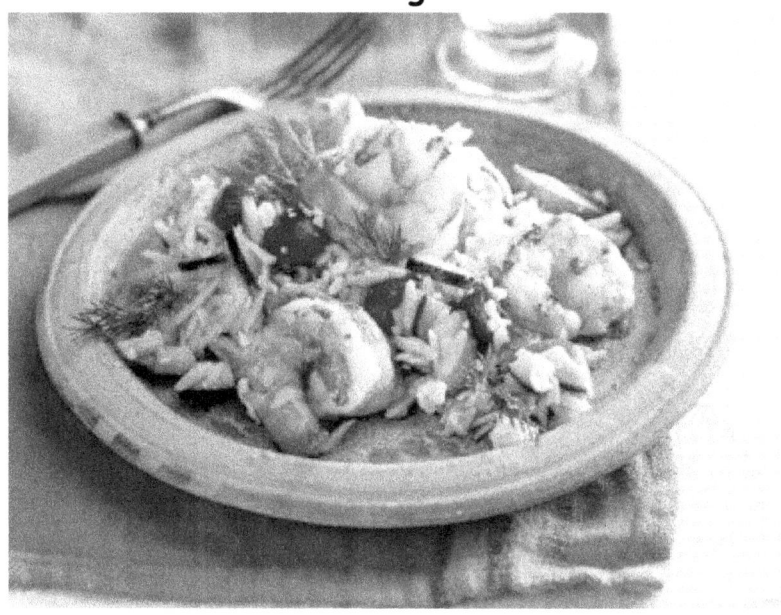

INGREDIËNTEN

- 2 eetlepels olijfolie
- 1 eetlepel citroensap
- 1 eetlepel rode wijnazijn
- ½ theelepel gedroogde oregano, verkruimeld
- ½ theelepel versgemalen zwarte peper
- 2 grote rode tomaten, in stukjes gesneden
- 1 blik kikkererwten (15 ons), afgespoeld en uitgelekt
- 2 kopjes geschilde, gehakte komkommer
- ½ kopje dun gesneden rode ui
- ½ kopje grofgehakte verse platte peterselie
- 3/4 pond gepelde gekookte garnalen, ontdooid indien bevroren
- 4 kopjes doorngroenten, zoals andijvie en romaine sla
- 2 ons fetakaas, gehakt

a) Combineer de olie, het citroensap, de azijn, de oregano en de peper in een grote slakom en meng met een vork tot het gemengd is.

b) Voeg de tomaten, kikkererwten, komkommer, rode ui, peterselie, olijven en garnalen toe. Gooi om goed te mengen. Laat de salade 15 minuten staan, zodat de smaken zich kunnen vermengen.

c) Voeg de greens en feta toe en meng opnieuw.

65. Feestelijke kalkoensalade

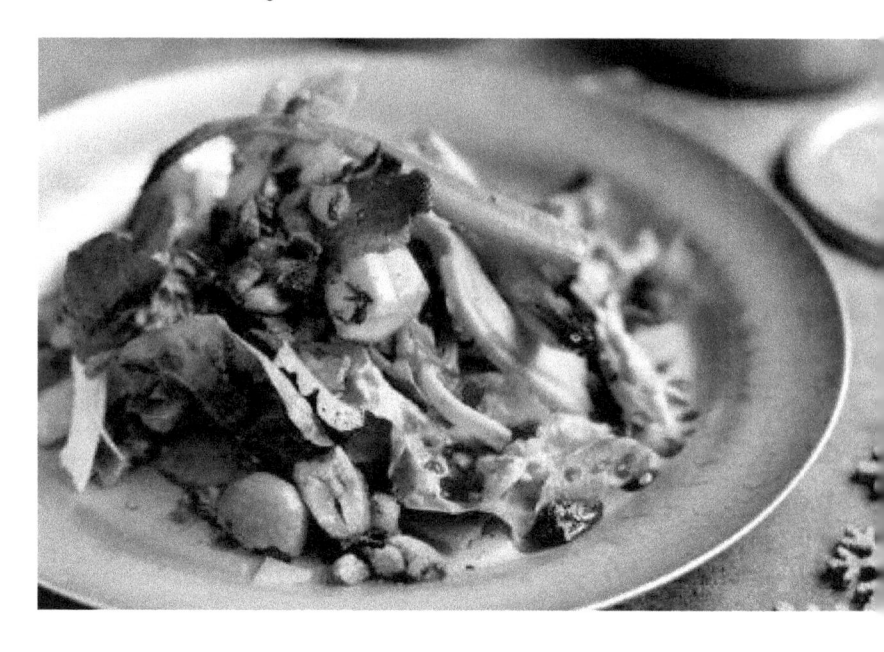

INGREDIËNTEN

- 1 1/2 kopjes gehakte gekookte kalkoenfilet
- 1 kopje in blokjes gesneden selderij
- 3 kopjes rauwe rode heerlijke appels met schil
- 1/4 kop grof gehakte pecannoten
- 3 eetl. gewone mayonaise
- 1/2 kopje gelei-cranberrysaus
- 1/8 theelepel. paprika
- 1/8 theelepel. droge mosterd
- 1/8 theelepel. peper
- 1 eetl. azijn
- 2 eetlepels. plantaardige olie

a) Combineer de eerste vijf ingrediënten in een grote kom. Goed roeren. Dek af en laat grondig afkoelen. Serveer met cranberry-Franse dressing.

b) Dressing: Combineer de eerste vier ingrediënten voor de dressing in een kleine kom en roer met een draadgarde tot een gladde massa.

c) Voeg geleidelijk azijn toe aan het cranberrymengsel, afwisselend met olie, beginnend en eindigend met azijn. Roer goed bij elke toevoeging.

66. Curry-gerst- en garnalensalade

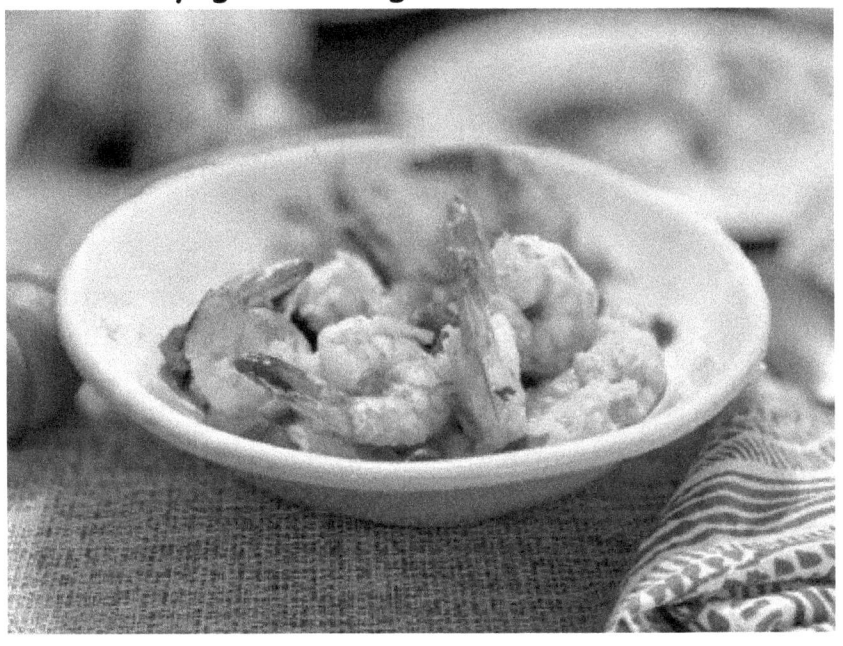

INGREDIËNTEN

- 1 kopje gerst
- 1 theelepel kerriepoeder
- ½ theelepel kurkuma Sap van 4 limoenen
- 1 eetlepel plantaardige olie
- ½ jalapeño chilipeper, zonder zaadjes en fijngehakt
- 1 teentje knoflook, fijngehakt
- ¼ theelepel zout 1 pond gekookte garnalen, gepeld en ontdaan van de darmen
- 2 tomaten, zonder zaadjes en gehakt (ongeveer 1½ kopje)
- 1 groene paprika, zonder zaadjes en fijngehakt
- 1 komkommer, geschild, zonder zaadjes en in stukjes gesneden
- 12 kopjes babygroenten
- ¼ kopje gehakte verse basilicum
- 2 ons halfzachte geitenkaas, verkruimeld

a) Breng 3 kopjes water aan de kook in een grote pan. Roer de gerst, curry en kurkuma erdoor. Dek af en zet het vuur laag. Kook ongeveer 45 minuten, of tot het water is opgenomen en de gerst gaar is. Haal van het vuur en laat onafgedekt iets afkoelen.

b) Meng ondertussen het limoensap, de olie, de chilipeper, de knoflook en het zout in een grote kom. Voeg de garnalen, tomaten, paprika, komkommer en gerst toe. Gooi twee jassen.

67. Penne à la Norma

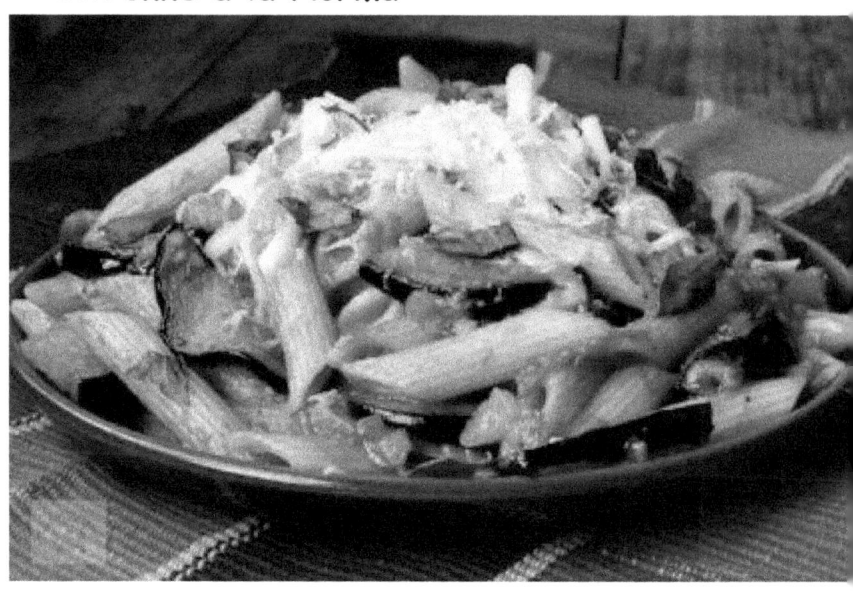

INGREDIËNTEN

- 1 aubergine, fijngesneden en in vieren gesneden
- 1 1/2 eetlepel zout
- 4 eetlepels extra vergine olijfolie
- 1 kop tomatensaus
- 150 g Loprofin Pennepasta
- 1/3 kop eiwitarme kaas
- 5 verse basilicumblaadjes

a) Bak de aubergine in 2 porties in de olijfolie tot ze zacht en goudbruin is. Zet opzij en houd warm.

b) Giet de tomatensaus in een pan en verwarm door.

c) Kook intussen de Loprofin Penne volgens de aanwijzingen op de verpakking, giet af en bewaar een deel van het kookwater.

d) Voeg de pasta toe aan de verwarmde tomatensaus. Als de pasta een beetje plakkerig is, maak hem dan los met het bewaarde kookwater.

e) Doe het geheel op een serveerschaal, schep de overgebleven saus erover en plaats de aubergine erbovenop . Rasp de basilicum erover en bestrooi met de eiwitarme kaas.

68. GAZPACHO

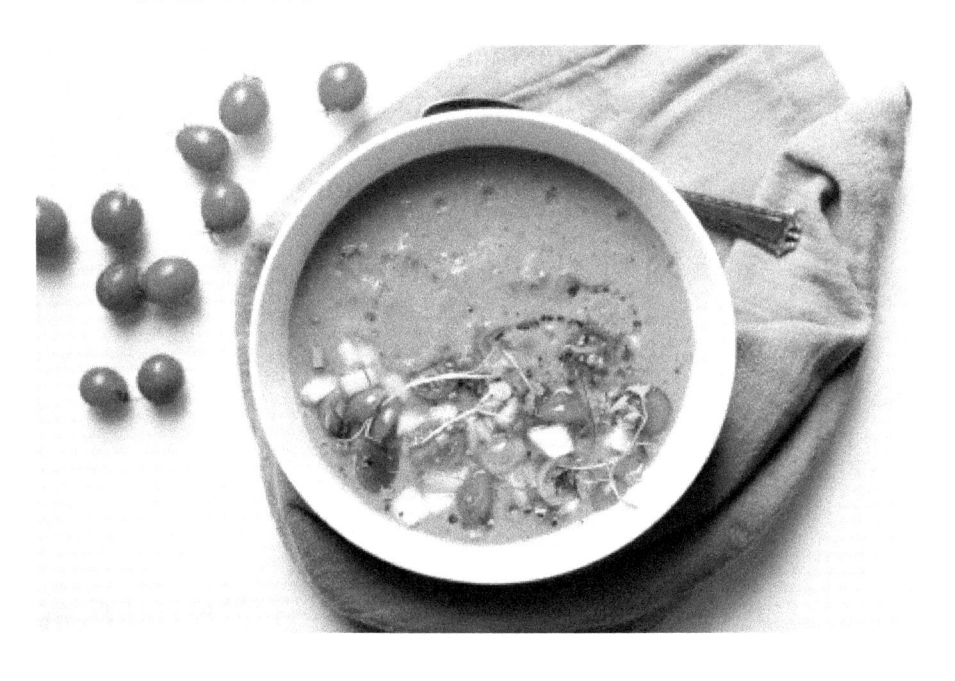

INGREDIËNTEN

- ½ Komkommer, zonder zaadjes en geschild
- 400 g tomaten, gehakt
- 1 Rode paprika, ontpit en fijngehakt
- 2 teentjes knoflook, gepeld en geplet
- 1 theelepel komijnpoeder
- 2 eetlepels azijn
- 40 g Eiwitarm brood, geweekt in water

a) Voeg alle ingrediënten toe aan een blender en mix tot een gladde massa.

b) Laat 20 minuten afkoelen en serveer.

69. GESTOKEN RODE KOOL

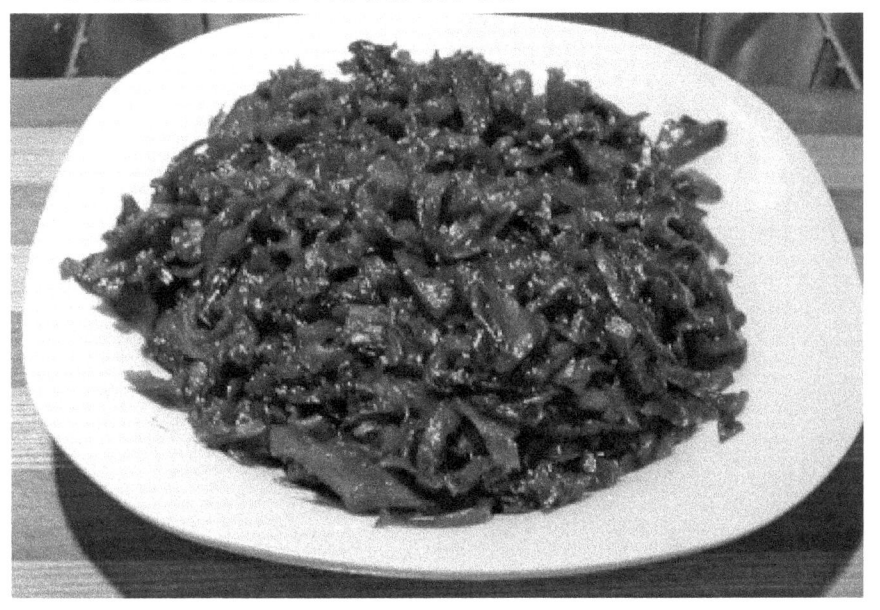

INGREDIËNTEN

- 40 g boter
- 40 g bruine suiker
- ½ Rode kool, fijngesneden
- 200 g Groentebouillon
- 3 eetlepels ciderazijn
- ½ theelepel kaneel
- 2 Appels, geschild, klokhuis verwijderd en in blokjes gesneden

a) Doe de boter en de suiker in een pan op middelhoog vuur en roer tot de boter is gesmolten en de suiker is opgelost.

b) Voeg de kool toe en laat 5 minuten sudderen.

c) Giet de bouillon, ciderazijn en kaneel erbij, roer en kook gedurende 10 minuten.

d) Voeg de appels toe en kook nog eens 15 minuten, onder voortdurend roeren, tot de bouillon is ingekookt.

70. FRANSE UIENSOEP

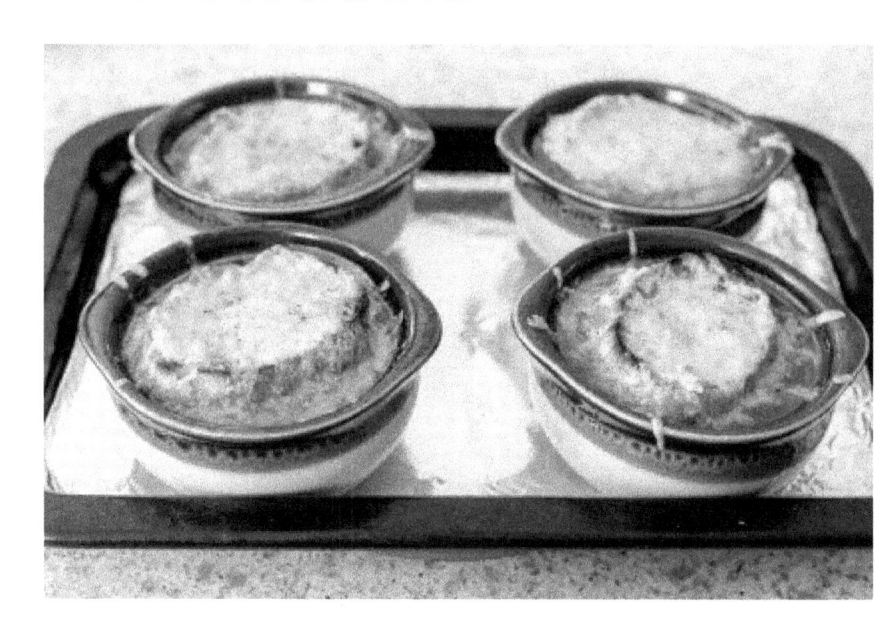

INGREDIËNTEN

- 30 g boter
- 20 ml olie
- 3 Uien, geschild en fijn gesneden
- 2 eetlepels donkerbruine suiker
- 500 ml Groentebouillon
- 4 sneetjes eiwitarm stokbrood
- 40 g rijpe cheddar-smaak

a) Verhit de boter en de olie in een grote koekenpan op middelhoog vuur.

b) Voeg de uien toe en kook ongeveer 10 minuten tot ze zacht zijn.

c) Voeg de suiker toe aan de uien en roer ongeveer 5-10 minuten tot ze donkerbruin zijn. Hierdoor karamelliseren de uien.

d) Voeg de groentebouillon toe en laat 15-20 minuten koken.

e) Giet de soep in een ovenvaste kom en leg de sneetjes stokbrood erop, zodat deze bedekt is. Bestrijk met de kaas

f) Zet onder de grill op hoog vuur, tot de kaas gesmolten is.

GEVOGELTE

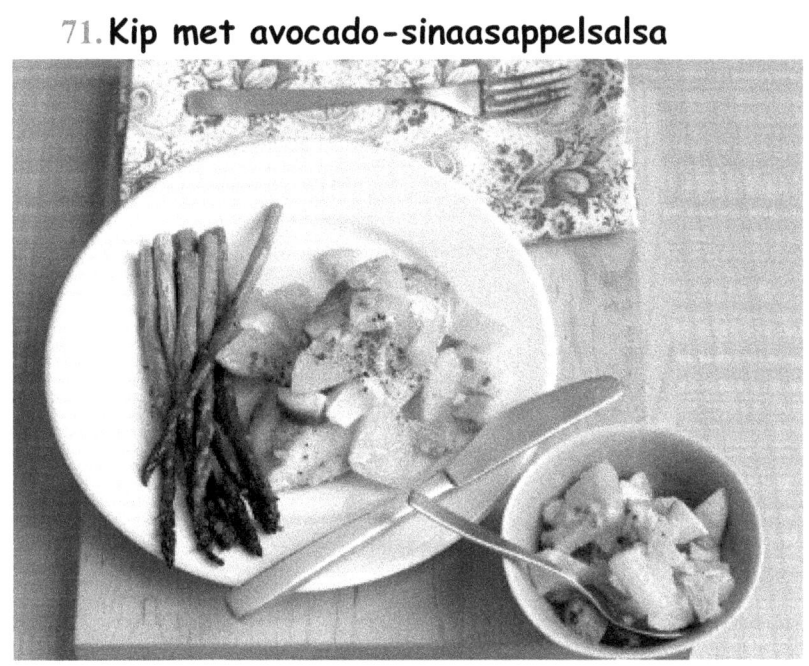

71. Kip met avocado-sinaasappelsalsa

INGREDIËNTEN

- 4 kippenborsthelften zonder botten (1½ pond)
- 4 kopjes water
- ½ theelepel + 1/8 theelepel zout
- 1 kopje mandarijnen verpakt in water of eigen sap
- 4 radijsjes, in dunne plakjes gesneden
- ¼ kopje gehakte verse basilicum + extra voor garnering

a) Meng de kip, het water en ½ theelepel zout in een grote pan. Dek af en breng op hoog vuur zachtjes aan de kook. Zet het vuur lager en laat 15 minuten sudderen, of totdat een thermometer in het dikste gedeelte 165 °F registreert.

b) Doe de mandarijnpartjes in een kom. Voeg de avocado, radijsjes, basilicum en het resterende 1/8 theelepel zout toe. Schud voorzichtig om te mengen.

c) Laat de kipfilets uitlekken en gooi de vloeistof weg. Laat 5 minuten afkoelen en snijd vervolgens kruislings in plakjes van ½ inch. Verdeel het sinaasappelmengsel over 4 borden en leg op elk bord een kwart van de plakjes kip. Besprenkel de kip met het sap van het sinaasappelmengsel. Garneer met basilicumblaadjes, indien gebruikt.

72. Gebakken kip en groenten

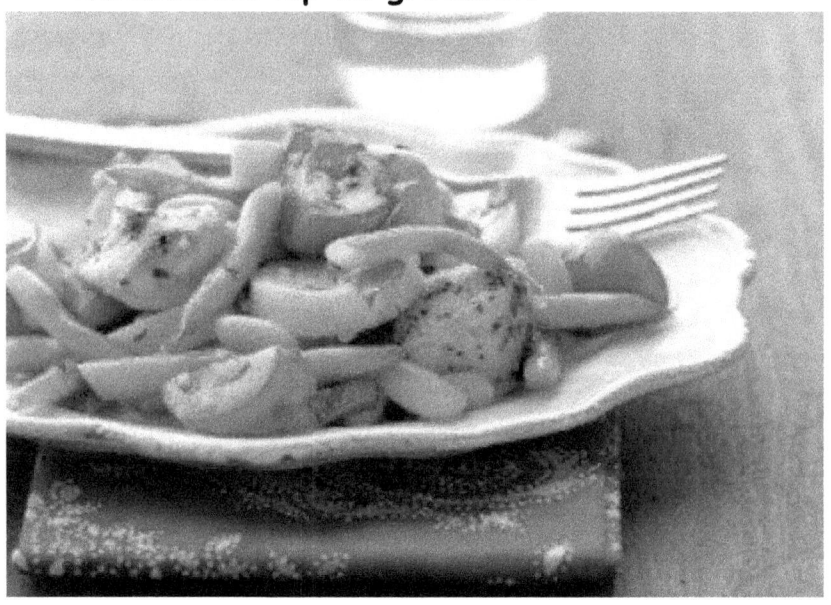

INGREDIËNTEN

- 1 ei
- 1 eetlepel water
- ¼ kopje gemalen lijnzaad
- ¼ kopje bloem voor alle doeleinden
- ½ theelepel zout
- 4 kipfilets zonder bot en zonder vel
- 1 ui, in partjes van ½ inch gesneden
- 1 courgette, in de lengte gehalveerd en in plakjes gesneden
- 2 kopjes druiventomaten, gehalveerd
- 1 theelepel gedroogde basilicum
- 2 kopjes gekookte volkoren couscous

a) Doe het ei en het water in een ondiepe schaal en klop het door elkaar. Meng het lijnzaad, de bloem en het zout in een andere ondiepe schaal. Doop de kip in het eimengsel en vervolgens in het lijnzaadmengsel. Leg de kip op het voorbereide vel. Bak, één keer draaiend, gedurende 15 minuten, of tot een thermometer in het midden een temperatuur van 160 °F bereikt.

b) Bestrijk ondertussen een grote koekenpan met anti-aanbaklaag met kookspray en verwarm de olie op middelhoog vuur. Voeg de ui en courgette toe en kook al roerend gedurende 5 minuten, of tot ze goed bruin zijn. Voeg de tomaten en basilicum toe en kook gedurende 3 minuten, of tot ze gaar zijn. Haal van het vuur. Knijp de citroen uit over het tomatenmengsel en schep om.

73. Oranje Kip en Broccoli

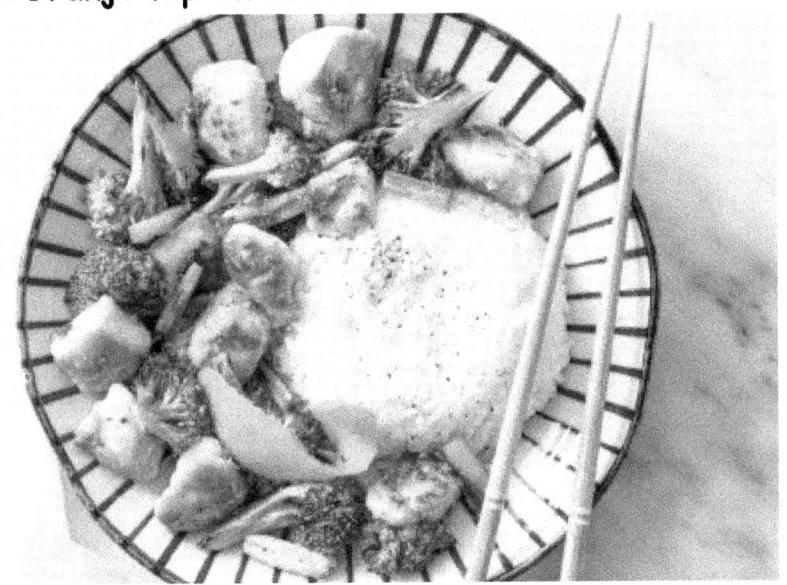

INGREDIËNTEN

- 2 bosjes broccoli
- ½ kopje sinaasappelsap
- 2 eetlepels natriumarme sojasaus
- 2 theelepels maizena
- 2 eetlepels sinaasappelmarmelade
- 1¼ pond kip-offertes
- 3 lente-uitjes, in plakjes gesneden
- 3 grote teentjes knoflook, fijngehakt
- 1 eetlepel gehakte verse gember
- Snufje rode pepervlokken
- 1/3 kopje natriumarme kippenbouillon
- 1 rode paprika, in dunne plakjes gesneden

a) Combineer het sinaasappelsap, de sojasaus, het maizena en de sinaasappelmarmelade in een kleine kom. Roer tot het gemengd is.

b) verwarm de olie op middelhoog vuur. Voeg de kip toe en kook, onder regelmatig roeren, gedurende 2 tot 3 minuten, of tot hij gaar is. Voeg de lente-uitjes, knoflook, gember en rode pepervlokken toe en roer om te combineren.

c) Voeg de bouillon en broccoli toe aan het mengsel in de wok en zet het vuur middelhoog. Dek af en kook gedurende 2 minuten. Roer de saus door en voeg deze samen met de kip toe aan de wok. Kook, onder voortdurend roeren, gedurende 1 tot 2 minuten .

74. Szechuan-kip en rijst

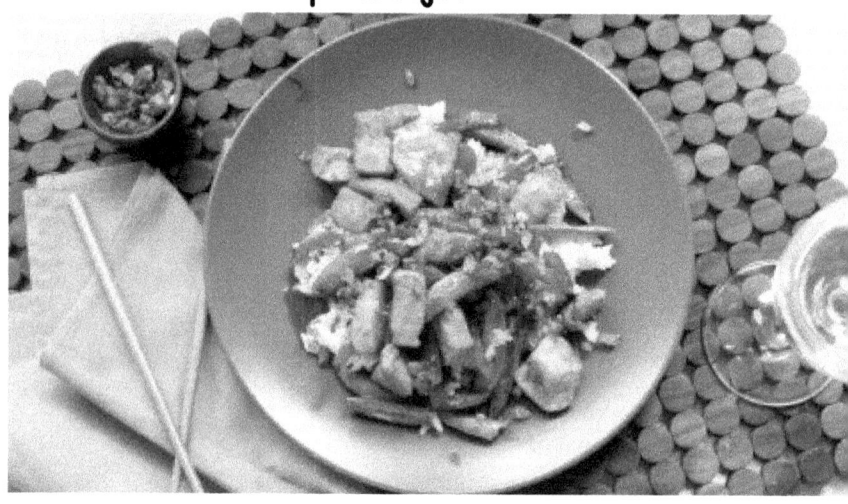

INGREDIËNTEN

- 1 theelepel gehakte knoflook
- 1 theelepel geraspte verse gember
- ½ theelepel citroen-peperkruiden
- ½ theelepel gemalen venkelzaad
- Snufje gemalen kruidnagel
- 1 pond kip-offertes
- 12 ons paksoi
- ¼ kopje kippenbouillon
- 1 eetlepel natriumarme sojasaus
- 2 2/3 kopjes gekookte bruine rijst

a) Combineer de knoflook, gember, citroen-peperkruiden, venkelzaad en kruidnagel in een grote kom. Voeg de kip toe.

b) Voeg de olie toe aan de pan en draai om de pan te bedekken. Plaats de stukken kip in de pan, zodat ze gescheiden zijn. Kook gedurende 1 tot 2 minuten, of totdat de kip aan de onderkant bruin begint te worden. Draai en kook nog 1 minuut langer, tot het bruin is.

c) Zet het vuur laag. Voeg de paksoi toe. Kook, roer ongeveer 2 minuten, of tot de paksoibladeren verwelken. Voeg de bouillon en sojasaus toe. Breng bijna aan de kook. Zet het vuur lager en laat 2 minuten sudderen .

75. Kip met peren en walnoten

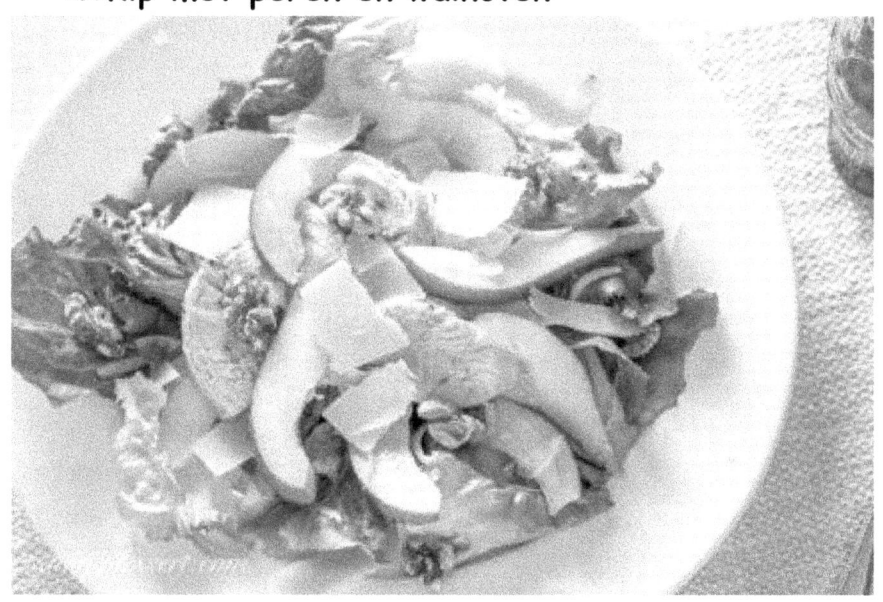

INGREDIËNTEN

- 2 eetlepels bloem voor alle doeleinden
- ½ theelepel zout
- ¼ theelepel versgemalen zwarte peper
- 2 grote kipfilets zonder bot en zonder vel
- 2 eetlepels koolzaadolie
- 1 grote ui, in partjes gesneden
- 2 middelgrote peren, gehalveerd, klokhuis verwijderd en in plakjes gesneden
- 1 zak (6 ons) babyspinazie
- ½ kopje appelcider of appelsap
- 1½ theelepel verse tijmblaadjes
- ½ kopje verkruimelde blauwe kaas met verlaagd vetgehalte

a) Meng de bloem, het zout en de peper in een ondiepe schaal. Haal de kip door het mengsel en zet opzij.

b) Verhit 1 eetlepel olie in een grote koekenpan met anti-aanbaklaag op middelhoog vuur. Voeg de ui toe en kook 5 minuten, of tot hij lichtbruin is. Voeg de peren toe en kook gedurende 3 minuten, of tot ze lichtbruin zijn. Voeg de spinazie toe en kook gedurende 1 minuut, of tot hij geslonken is. Plaats het mengsel op een serveerschaal.

c) Kook de kip, één keer draaiend, gedurende 6 tot 8 minuten, of tot hij bruin is. Voeg de cider en de tijm toe en breng aan de kook.

d) Leg de kip op het spinaziemengsel, besprenkel met het cidermengsel en bestrooi met de kaas en walnoten.

76. Mexicaanse kip met pompoenpitten

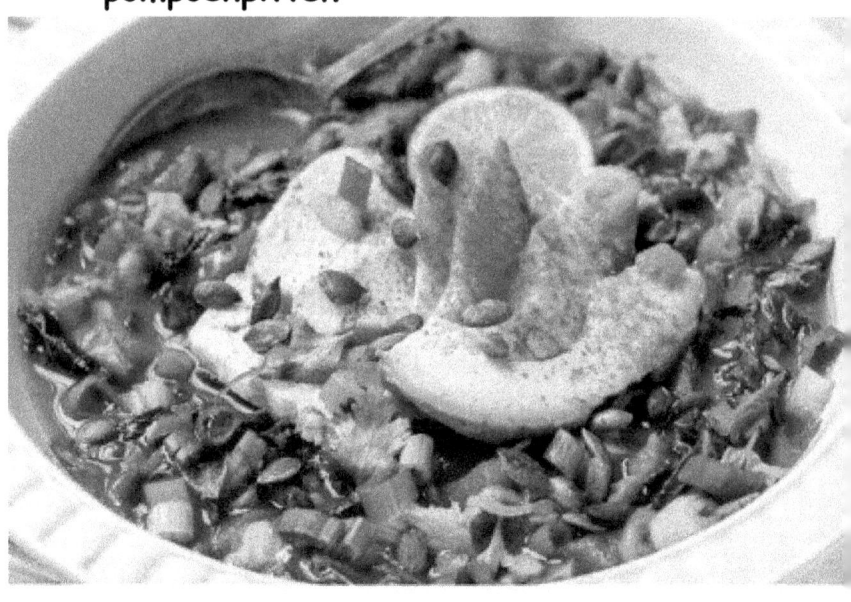

INGREDIËNTEN

- 2 theelepels koolzaadolie
- ½ ui, gehakt
- ½ rode paprika, fijngehakt
- 1 theelepel gemalen komijn
- 1 theelepel gehakte verse oregano
- ¼ theelepel zout
- 1 eetlepel bloem
- ¼ theelepel versgemalen zwarte peper
- 1 kopje natriumarme kippenbouillon
- 1 pond kip-offertes
- 3 kopjes gekookte wilde rijst Verse koriander voor garnering (optioneel)

a) Verhit de olie in een grote koekenpan met anti-aanbaklaag op middelhoog vuur. Voeg de ui, paprika, komijn, oregano en zout toe. Roer om te mengen. Dek af en kook op middelhoog vuur, af en toe roerend, gedurende 3 minuten, of tot de groenten zacht zijn geworden.

b) Voeg de bloem en zwarte peper toe. Roer zodat de bloem de groenten goed bedekt. Voeg de bouillon toe en kook, onder voortdurend roeren, gedurende 2 minuten, of tot het ingedikt is. Voeg de kip toe. Dek af en laat 10 minuten sudderen, of tot de kip gaar is. Voeg de pompoenpitten toe en roer door de saus.

77. Gebakken Citroenkip

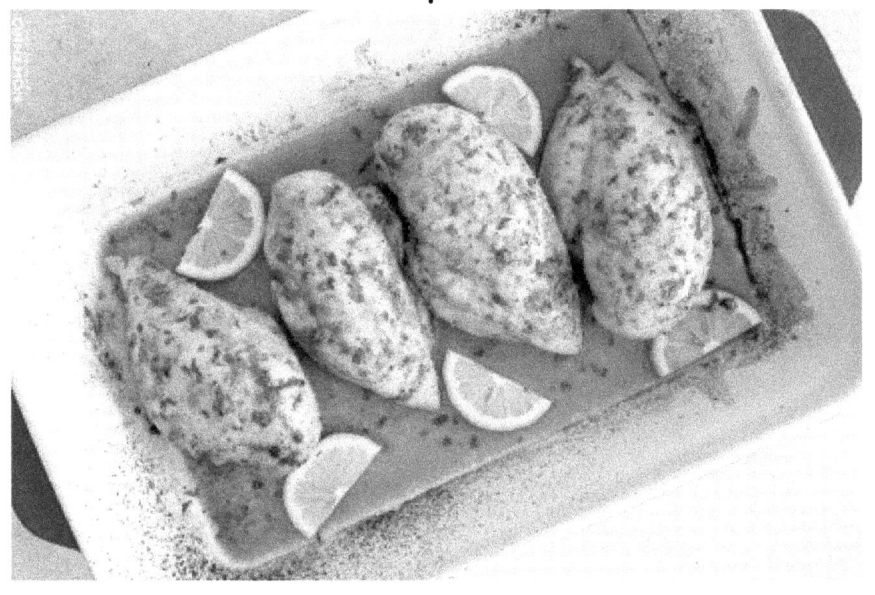

INGREDIËNTEN

- 1 eetlepel extra vergine olijfolie
- Geraspte schil en sap van 1 citroen
- 1 eetlepel gehakte knoflook
- 1 theelepel gedroogde oregano
- ¼ theelepel zout
- 3/4 theelepel gemalen zwarte peper
- 3/4 theelepel paprikapoeder
- 4 kippenpoten of dijen zonder vel,
- 1 middelgrote rode paprika
- 1 middelgrote oranje paprika
- 2 middelgrote Yukon Gold-aardappelen
- 1 middelgrote rode ui, in 8 partjes gesneden
- Gehakte verse munt of peterselie

a) Voeg de olie, citroenschil, citroensap, knoflook, oregano, zout, zwarte peper en paprika toe.

b) Leg de kip aan de ene kant van de pan en de paprika, aardappelen en ui aan de andere kant. Gooi om te coaten met kruiden.

c) Rooster gedurende 20 minuten. Draai de kip en roer de groenten. Rooster nog eens 20 tot 25 minuten

d) Verdeel de kip en groenten over borden en strooi 10 olijven over elke portie. Garneer

78. **Kip parmezaan**

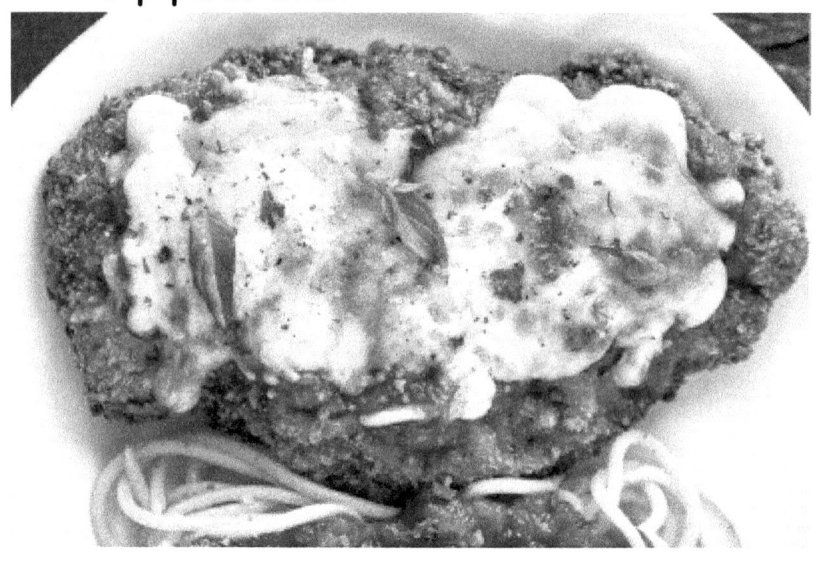

INGREDIËNTEN

- 1 ei
- 1 eetlepel water
- ¼ kopje volkoren broodkruimels
- ½ theelepel Italiaanse kruiden
- 4 kipkoteletten (elk ongeveer 3 ons)
- 2 kopjes bereide marinarasaus
- ¼ kopje halfvolle mozzarellakaas

a) Verwarm de oven voor op 425 ° F. Smeer een bakplaat in met kookspray.

b) Klop het ei met het water in een ondiepe schaal. Combineer de pijnboompitten, broodkruimels en kruiden in een andere ondiepe schaal. Haal de kip door het ei en vervolgens door het notenmengsel. Leg de kip op de voorbereide bakplaat.

c) Bak gedurende 10 minuten. Draai de kip om en bedek elke kip met een half kopje marinarasaus en een deel van de kaas. Bak 5 tot 10 minuten langer, of totdat de kaas is gesmolten en de kip gaar is.

79. Gevulde Kiprollade

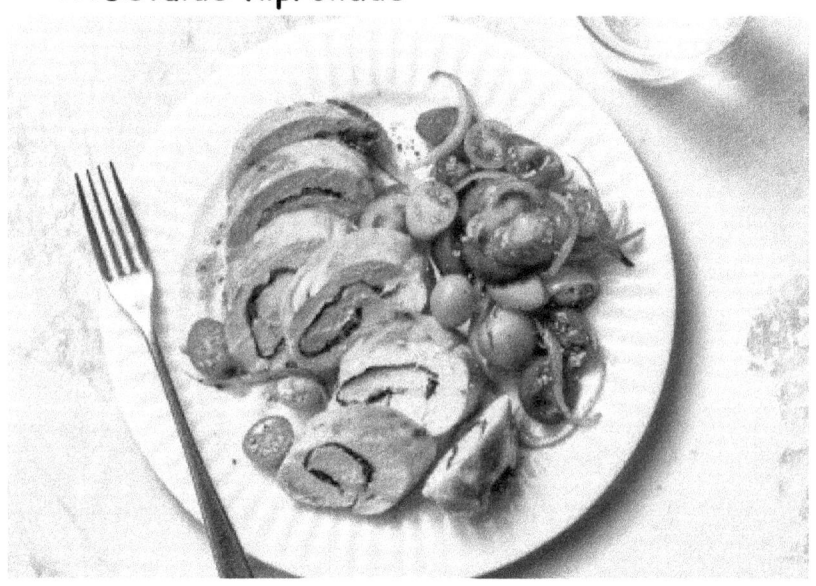

INGREDIËNTEN

- 4 ons meergranenspaghetti , gekookt
- ¼ kopje fijngehakte ui
- 1 teentje knoflook, fijngehakt
- ¼ theelepel rode pepervlokken
- 2 theelepels olijfolie
- ¼ kopje geraspt
- Parmezaanse kaas
- 1 pakje bevroren gehakte spinazie
- 4 kipfiletkoteletten , gestampt
- 2 eetlepels fijngehakte zongedroogde tomaten
- ½ kopje natriumarme kippenbouillon

a) Kook de ui, knoflook en pepervlokken in 1 theelepel olie gedurende 30 seconden. Combineer het uienmengsel, Parmezaanse kaas en spinazie in een kleine kom.

b) Verdeel gelijke hoeveelheden van het tomaten-spinaziemengsel over de schnitzels. Rol elke kotelet voorzichtig op.

c) Voeg de resterende olie toe aan de koekenpan en zet op middelhoog vuur. Voeg de kip toe en kook ongeveer 10 minuten. Voeg de bouillon toe. Dek af en kook op laag vuur gedurende ongeveer 7 minuten.

d) Kook de resterende sappen in de koekenpan gedurende ongeveer 5 minuten, of tot ze tot de helft zijn ingekookt. Gooi pasta en noten in pan-sappen.

80. Pittige Turkije Chili

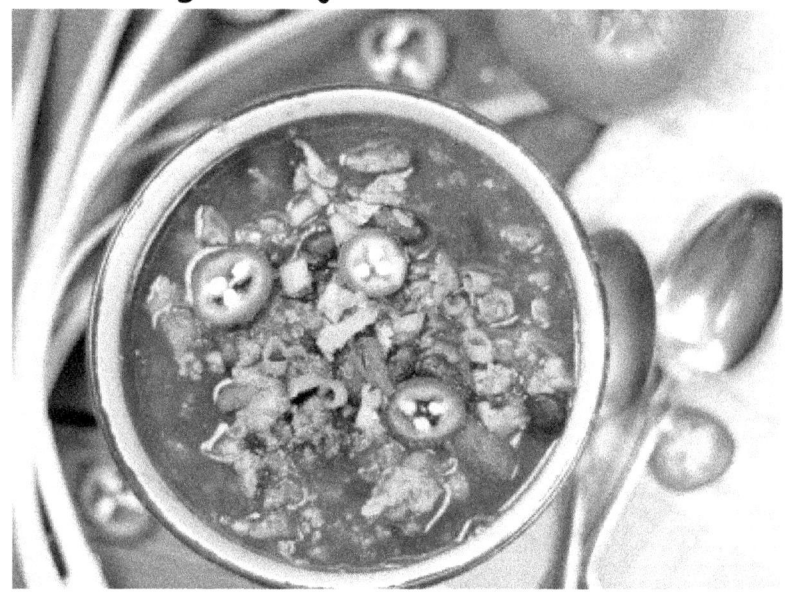

INGREDIËNTEN

- 2 pond magere kalkoenfilet
- 1 grote ui, gehakt
- 2 rode of gele paprika's, gehakt
- 4 grote teentjes knoflook, fijngehakt
- 3 eetlepels tomatenpuree
- 2 eetlepels chilipoeder
- 1 eetlepel gemalen komijn
- 1 theelepel gedroogde oregano
- 1 theelepel zout
- 1 grote zoete aardappel
- 1 blikje (28 ons) tomatenblokjes
- 1 blikje kippenbouillon (14 ons).
- 2 blikjes gemengde bonen
- 1 courgette, gehakt

a) Kook de kalkoen, ui en paprika, onder regelmatig roeren, gedurende 8 minuten. Voeg de knoflook, tomatenpuree, chilipoeder, komijn, oregano en zout toe. Kook, onder voortdurend roeren, gedurende 1 minuut.

b) Voeg de zoete aardappel, de tomatenblokjes, de kippenbouillon en de chilipepers toe, indien gebruikt. Aan de kook brengen.

c) Roer de bonen en courgette erdoor. Keer terug naar een sim. Dek af en laat 30 minuten langer sudderen, af en toe roeren, of tot de smaken goed gemengd zijn en de groenten zacht zijn.

VIS & ZEEVRUCHTEN

81. Zalm met peultjes

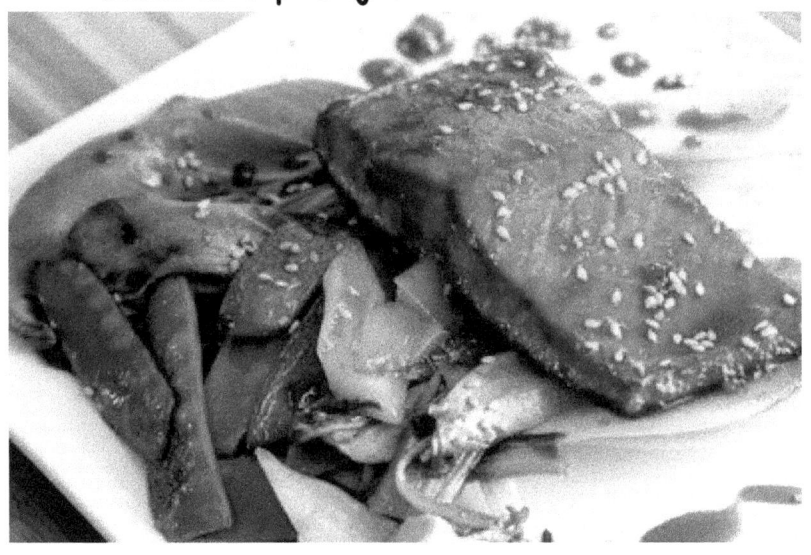

INGREDIËNTEN

- 4 zalmfilets zonder vel
- 1 theelepel geraspte verse gember
- 1 teentje knoflook, fijngehakt
- 1 eetlepel vers geperst limoensap
- 2 theelepels natriumarme sojasaus
- 1 theelepel geroosterde sesamolie
- 2 lente-uitjes, in dunne plakjes gesneden
- 1 pond peultjes, bijgesneden

a) Wrijf de filets in met de gember en knoflook. Bestrijk een stoommandje met kookspray en leg de filets in het mandje.

b) Breng 2" water aan de kook in een pan. Plaats het stoommandje in de pan en dek af. Kook gedurende 8 minuten.

c) Klop ondertussen het limoensap, de sojasaus, de sesamolie en de lente-uitjes in een kleine kom. Opzij zetten.

d) Nadat de zalm 8 minuten heeft gekookt, leg je de peultjes erop en dek je af. Kook nog ongeveer 4 minuten, of tot de zalm ondoorzichtig is en de peultjes knapperig gaar zijn.

e) Maak een bedje van de peultjes op 4 borden, leg de zalm erop, strooi een kwart van de olijven over elke portie en besprenkel met de gereserveerde saus.

82. Met courgette gevulde tong

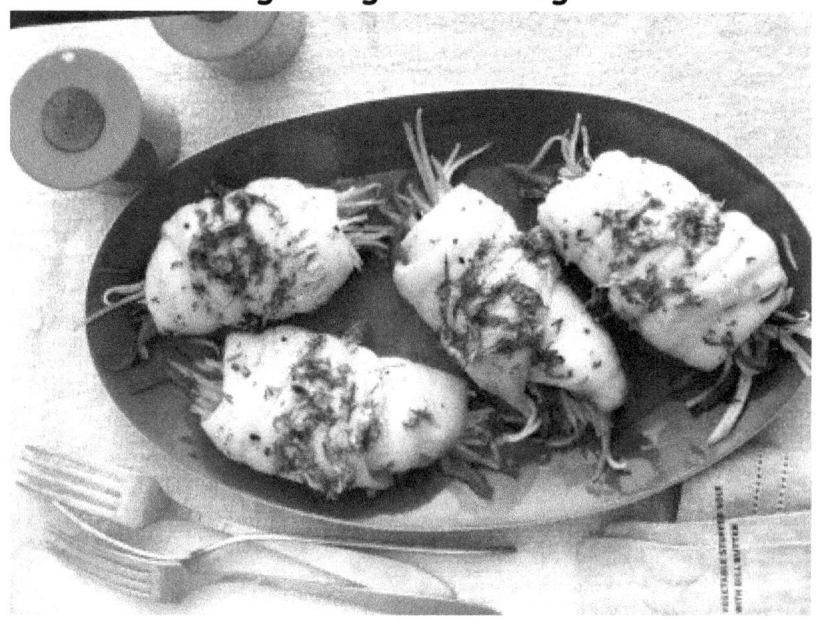

INGREDIËNTEN

- 2 theelepels extra vergine olijfolie
- 1 kop dun gesneden courgette
- 1 teentje knoflook, gehakt
- 1 theelepel zout en peper
- 1 pond tongfilets
- $\frac{1}{4}$ kopje droge witte wijn, of
- 2 eetlepels groentebouillon
- 1 eetlepel boter
- $\frac{1}{2}$ theelepel citroenschil en sap
- 1 theelepel fijngehakte verse peterselie

a) Voeg de courgette en knoflook toe aan de olie . Roer voortdurend gedurende 2 tot 3 minuten . breng op smaak met zout en peper.

b) Plaats elke filet op een vlakke ondergrond en verdeel ¼ van het pompoenmengsel gelijkmatig over de bovenkant, laat aan beide uiteinden een marge van ½ inch vrij. Rol de filet op tot een cilinder en zet vast met een houten prikker.

c) Voeg de resterende theelepel olie toe aan de koekenpan en plaats op middelhoog vuur. Voeg de visrolletjes toe, met de naad naar boven. Kook gedurende 2 minuten. Voeg het wijn- of citroensap-bouillonmengsel toe. Zet het vuur middelhoog, dek af en kook 5 minuten langer, of tot de vis gemakkelijk uit elkaar valt met een vork.

83. Geroosterde Bot Met Artisjokken

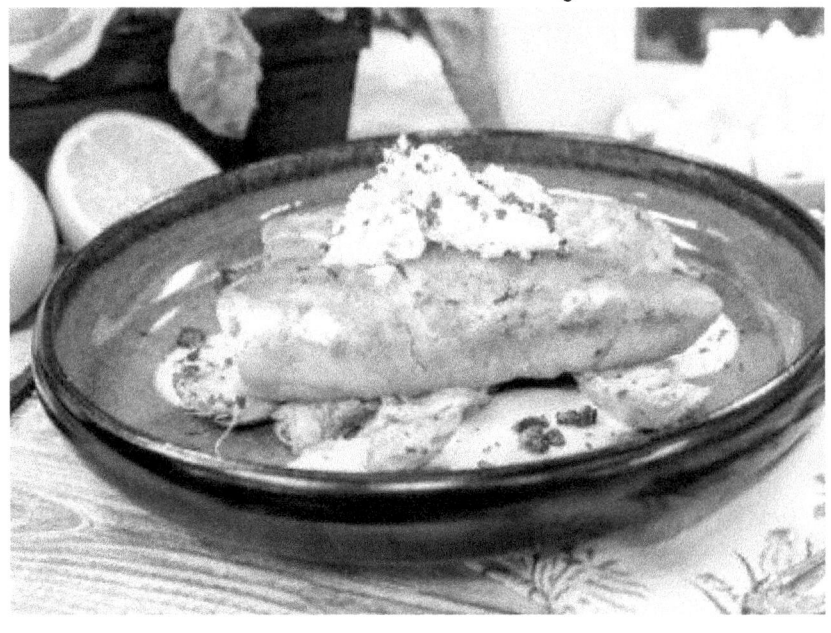

INGREDIËNTEN

- 2 grote rode uien, in partjes van $\frac{1}{4}$ inch gesneden
- 1 pakje artisjokharten
- 1 kopje kleine kerstomaatjes of druiventomaatjes
- 2 eetlepels gehakte peterselie
- 1 theelepel vers geraspte sinaasappelschil
- 1 teentje knoflook, fijngehakt
- 4 botfilets zonder vel

a) Combineer de uien en olie in een ovenschaal van 13 x 9 inch. Gooi en verdeel het vervolgens in een gelijkmatige laag.

b) Rooster de uien ongeveer 35 minuten, of tot ze heel zacht zijn. Haal uit de oven en roer de artisjokken en tomaten erdoor.

c) Meng de peterselie, sinaasappelschil en knoflook in een kleine kom. Opzij zetten.

d) Verhoog de oventemperatuur tot 450 ° F. Duw de groenten naar één kant van de schaal en voeg de bot toe en verdeel deze gelijkmatig in de pan. Schep de groenten over de vis en bestrooi met het peterseliemengsel.

e) Zet de ovenschaal terug in de oven en rooster tot de vis gemakkelijk uit elkaar valt met een vork

84. Geroosterde Kabeljauw Met Venkel

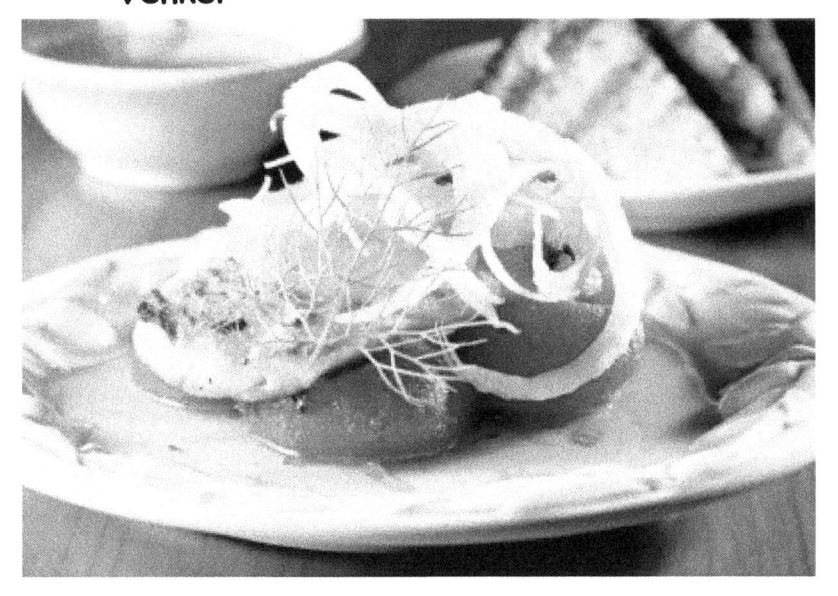

INGREDIËNTEN

- 1½ pond kabeljauwfilets, in 4 porties gesneden
- 2 bosjes venkel (3/4 pond), bijgesneden, gehalveerd en zeer dun kruislings gesneden
- 2 eetlepels gehakte venkelbladeren
- 1/3 kop ontpitte kalamata-olijven, gehalveerd
- 1 kopje hele verse peterselieblaadjes, stengels verwijderd
- 1½ theelepel citroensap
- 1½ theelepel olijfolie
- 1/8 theelepel zout

a) Verwarm de oven voor op 400 ° F. Smeer een ovenvaste koekenpan in met kookspray.

b) Schep op elke filet 1 eetlepel pesto. Schik ze in de voorbereide koekenpan met ruimte ertussen. Rooster gedurende 9 minuten, of totdat de vis gemakkelijk uit elkaar valt. Haal uit de oven.

c) Meng ondertussen de gesneden venkel en bladeren, olijven, peterselie, citroensap, olie en zout in een grote kom. Gooi twee mengsels.

d) Verdeel de salade over 4 borden en beleg elk bord met vis.

85. Gestoomde tilapia met pesto

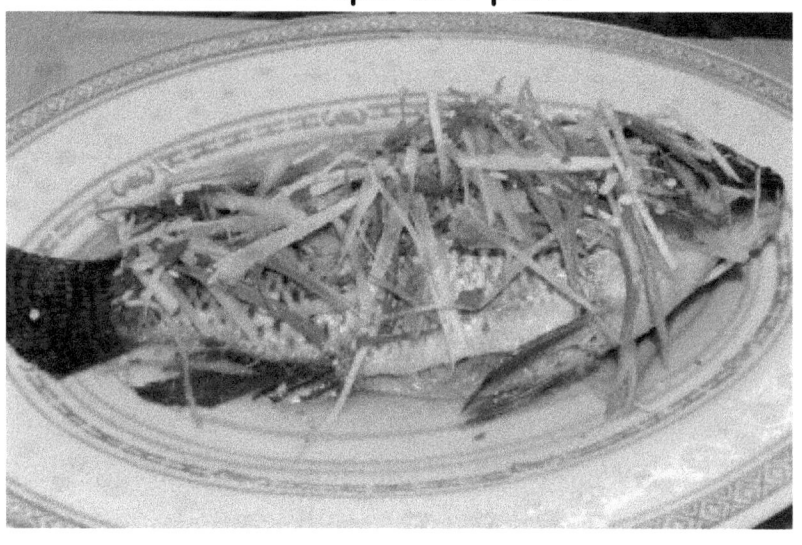

INGREDIËNTEN

- 6 kopjes babyspinazie
- 1 rode paprika, in dunne plakjes gesneden
- 4 tilapiafilets
- $\frac{1}{2}$ theelepel zout
- $\frac{1}{4}$ theelepel versgemalen zwarte peper

a) Verwarm de oven voor op 450 ° F. Smeer één zijde van vier vellen folie van 30 x 50 cm in met kookspray.

b) Bovenste helft van elk folievel met $1\frac{1}{2}$ kopje spinazie, een kwart van de paprika en 1 tilapiafilet. Bestrooi met het zout en de zwarte peper. Vouw de andere helft van elk folievel over de vulling en knijp de randen strak zodat een goede afdichting ontstaat.

c) Schik de pakketjes op een grote bakplaat. Bak gedurende 10 tot 12 minuten, of totdat de pakketjes gepoft zijn. Breng elk pakket over naar een serveerschaal. Snijd voorzichtig de bovenkant van elk stuk open, zodat de stoom kan ontsnappen. Trek na een minuut de folie eraf zodat de vis zichtbaar wordt. Controleer of de vis gemakkelijk uit elkaar valt als je hem met een vork test.

d) Bestrijk elke portie vóór het serveren met 1 eetlepel pesto.

86. Knoflook garnaal

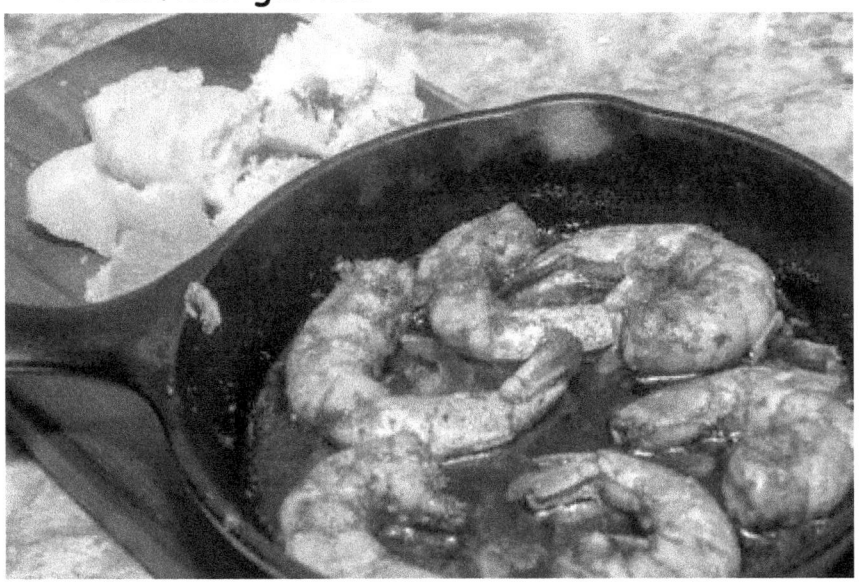

INGREDIËNTEN

- 2 rode paprika's, in dunne reepjes gesneden
- ½ pitloze komkommer
- ¼ theelepel zout
- 4 grote teentjes knoflook, fijngehakt
- 1 pond gepelde en ontdaan garnalen
- 1 eetlepel gerookte paprikapoeder
- ½ theelepel versgemalen zwarte peper
- 2 eetlepels citroensap

a) Voeg de paprika's toe aan de olie, dek af en kook, vaak roerend, gedurende ongeveer 5 minuten, of tot ze gaar zijn. Voeg de komkommer en 1/8 theelepel zout toe, dek af en kook, vaak roerend, gedurende 3 minuten, of tot ze gaar en doorzichtig worden. Breng de groenten over naar een serveerschaal. Dek af om warm te blijven.

b) Combineer de knoflook en de resterende 3 eetlepels olie in dezelfde koekenpan op middelhoog vuur. Kook, al roerend, gedurende ongeveer 1 minuut, of tot het geurig is.

c) Roer de garnalen erdoor en bestrooi met de paprika, zwarte peper en het resterende 1/8 theelepel zout. Kook, vaak roerend, gedurende 5 tot 7 minuten.

d) Voeg de sherry toe, indien gebruikt, en het citroensap. Kook al roerend gedurende 1 minuut, of tot de sappen uit de pan bruisend en ingedikt zijn.

Serveer de garnalen over de groenten.

87. Sint-jakobsschelpen in Jamaicaanse stijl

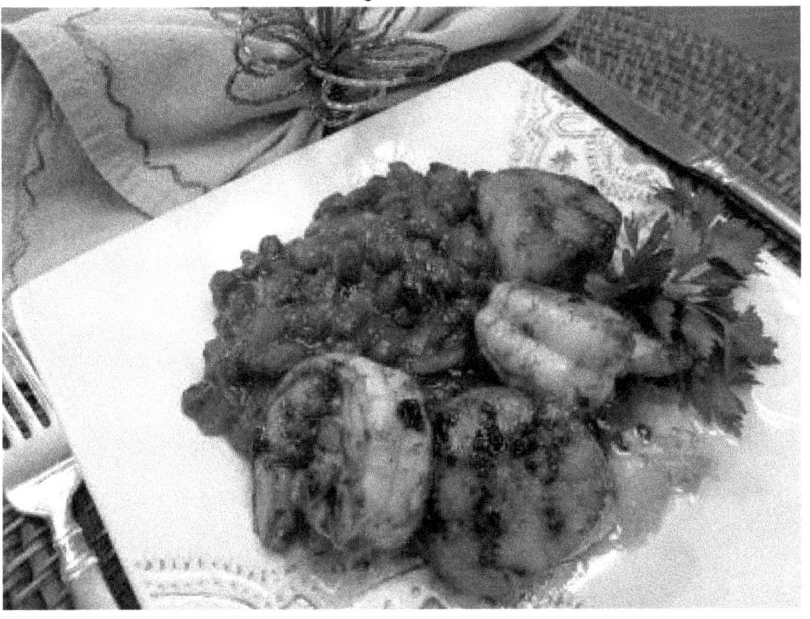

INGREDIËNTEN

- 16 Sint-jakobsschelpen
- 1 theelepel Caribische jerk-kruiden
- 1 blikje zwarte bonen zonder zout
- 1 tomaat
- 1 mango, geschild en in blokjes
- ½ rode ui, fijngehakt
- 1 kleine jalapeño chilipeper
- 2 eetlepels limoensap
- 2 eetlepels koolzaadolie
- 1 eetlepel gehakte koriander
- ¼ theelepel gemalen komijn
- 1/8 theelepel zout en zwarte peper
- 4 limoenpartjes

a) Combineer de bonen, tomaat, paprika, mango, ui, jalapeñopeper, limoensap, 1 eetlepel koolzaadolie, koriander, komijn, zout en peper naar smaak in een middelgrote kom en meng goed. Makkelijk te combineren smaken.

b) Verhit ondertussen een koekenpan op middelhoog vuur. Voeg de resterende eetlepel olie toe en verwarm gedurende 1 minuut. Voeg de sint-jakobsschelpen toe aan de koekenpan. Bak 1 tot 2 minuten aan elke kant, tot ze rondom goed bruin zijn en in het midden ondoorzichtig. Verwijder op een bord.

88. Citroenlinguine met coquilles

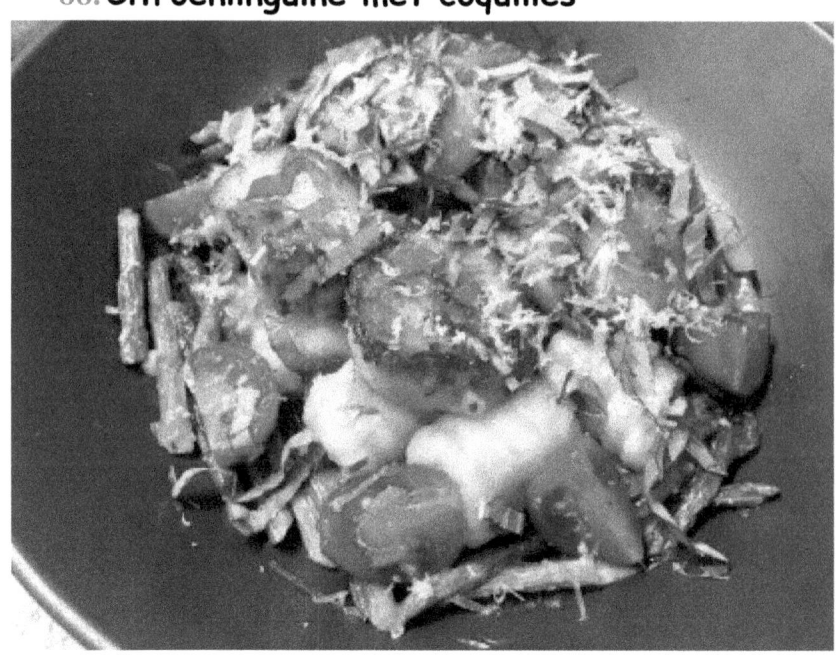

INGREDIËNTEN

- 1 bos asperges
- 8 ons meergranenlinguine
- 16 Sint-jakobsschelpen
- $\frac{1}{4}$ theelepel zout
- 2 theelepels olijfolie
- 2 eetlepels citroensap

a) Breng 3 liter water aan de kook in een grote pan. Voeg de asperges toe en kook gedurende 1 minuut, of tot ze heldergroen en knapperig gaar zijn. Verwijder met een tang, spoel af in koud water en zet opzij.

b) Kook de linguine in dezelfde pan ongeveer 10 minuten, of tot hij beetgaar is.

c) Breng ondertussen de coquilles op smaak met peper naar smaak en 1/8 theelepel zout. Verhit een grote koekenpan op middelhoog vuur. Voeg de olie toe aan de pan. Kook de sint-jakobsschelpen gedurende 1 tot 2 minuten aan elke kant, tot ze rondom goed bruin zijn en in het midden ondoorzichtig. Verwijder en zet opzij.

d) Meng in dezelfde koekenpan het citroensap, de citroenschil, $\frac{1}{4}$ kopje water en de resterende 1/8 theelepel zout.

e) Giet de pasta af en meng met het mengsel van asperges, gehakte basilicum, walnoten en citroensap.

VEGETARISCH

89. Tofu Roerbak

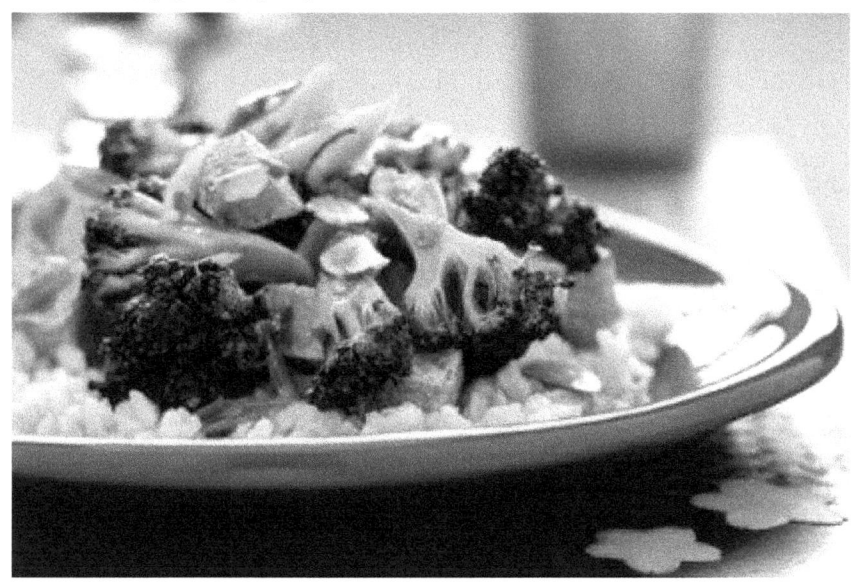

INGREDIËNTEN

- 1 pakje stevige tofu (16 ons).
- 4 kopjes broccoliroosjes
- 2 theelepels sesamolie
- 2 theelepels koolzaadolie
- 1 bosje lente-uitjes, in dunne plakjes gesneden
- 1 eetlepel gehakte knoflook
- 1 kleine jalapeño chilipeper, gehalveerd, zonder zaadjes en fijngehakt (draag plastic handschoenen bij het hanteren)
- $3\frac{1}{2}$ theelepel sojasaus

a) Terwijl de tofu uitlekt, stoom je de broccoli ongeveer 5 minuten lichtjes, of tot ze knapperig gaar zijn. Opzij zetten.

b) Smeer een wok of grote koekenpan in met kookspray. Zet op hoog vuur gedurende 1 minuut. Voeg van elke olie 1 theelepel toe. Als het warm is, voeg je de tofu toe en kook je ongeveer 5 minuten, onder voortdurend roeren, tot hij bruin is. Breng over naar een ondiepe kom.

c) Voeg de resterende 2 theelepels olie toe aan de wok, gevolgd door de lente-uitjes, knoflook, peper en broccoli. Roerbak op middelhoog vuur gedurende 2 minuten. Roer de sojasaus, amandelen en tofu erdoor. Schud voorzichtig om te combineren.

90. Tofu met kokoscurry

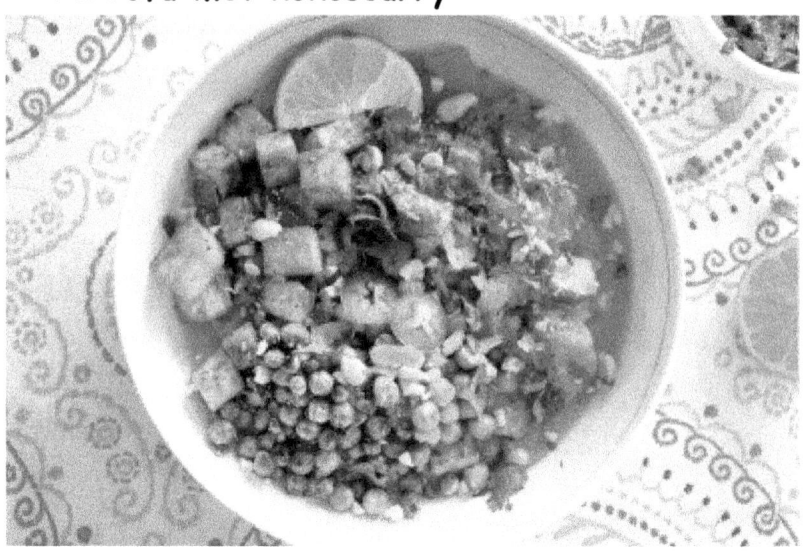

INGREDIËNTEN

- 1 kop bruine basmatirijst , gekookt
- 1 pakje stevige tofu, geperst
- 1 eetlepel koolzaadolie
- ½ theelepel zout
- 1 grote ui, gehalveerd en in dunne plakjes gesneden
- 1-2 eetlepels rode currypasta
- ½ theelepel kerriepoeder
- 4 kopjes broccoliroosjes
- 1 kopje lichte kokosmelk
- 3/4 kop natriumarme groentebouillon
- 1 kopje bevroren groene erwten
- 1 grote tomaat, in stukjes van 3/4 inch gesneden
- 2 eetlepels limoensap

a) Verhit de olie in een grote koekenpan met anti-aanbaklaag op middelhoog vuur. Voeg de tofu toe en kook, één keer draaiend, gedurende 6 tot 8 minuten, of tot ze goudbruin zijn. Bestrooi met $\frac{1}{4}$ theelepel zout.

b) Voeg de ui toe aan de koekenpan. Roer 1 eetlepel currypasta, kerriepoeder en het resterende $\frac{1}{4}$ theelepel zout erdoor. Voeg de broccoli, kokosmelk, bouillon en erwten toe. Aan de kook brengen.

c) Roer de tomaat, het limoensap en de gereserveerde tofu erdoor. Laat het geheel, af en toe roerend, 2 tot 3 minuten sudderen, of tot de tofu heet is. Serveer over de rijst. Bestrooi met de macadamianoten.

91. Linzen- en bloemkoolcurry

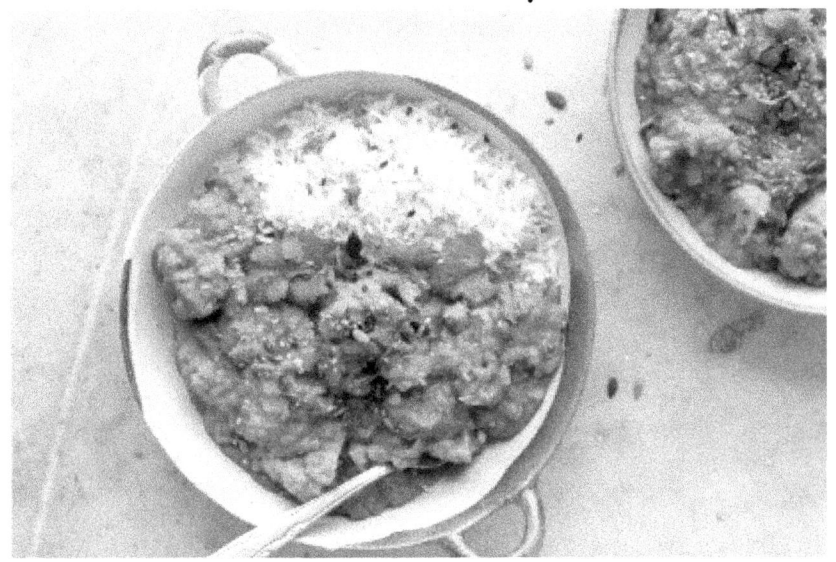

INGREDIËNTEN

- 3 theelepels koolzaadolie
- 4 kopjes bloemkoolroosjes
- ½ kopje gehakte ui
- ½ kopje gehakte wortel
- 1 kopje gedroogde bruine linzen
- 2 theelepels gehakte knoflook
- 1 theelepel kerriepoeder
- 1½ kopjes natriumarm groentebouillon
- ¼ theelepel zout
- ½ kopje vetvrije yoghurt
- Verse korianderblaadjes

a) Verhit een grote, diepe koekenpan op middelhoog vuur. Voeg 2 theelepels olie toe. Verwarm gedurende 1 minuut. Voeg de bloemkool toe.

b) Zet de koekenpan terug op middelhoog vuur. Voeg de resterende 1 theelepel olie en de ui en wortel toe. Kook al roerend gedurende 3 minuten, of tot de groenten zacht beginnen te worden. Roer de linzen, knoflook en kerriepoeder erdoor. Kook al roerend gedurende 3 minuten om de linzen met de kruiden te bedekken. Voeg de bouillon toe. Breng bijna aan de kook. Dek de pan gedeeltelijk af en zet het vuur lager. Laat ongeveer 20 minuten sudderen, of tot de linzen bijna gaar zijn.

c) Voeg de bloemkool toe aan de koekenpan.

92. Vegetarische Picadillo met Cashewnoten

INGREDIËNTEN

- 1 eetlepel olijfolie
- 1 grote ui, gehakt
- 3 teentjes knoflook, fijngehakt
- 8 ons vleesloze hamburger brokkelt af
- 1½ theelepel gemalen komijn
- ¼-½ theelepel rode pepervlokken
- ½ theelepel zout
- 1½ pond pruimtomaatjes
- 3/4 kop ingeblikte zwarte bonen
- 2 eetlepels rozijnen
- 2 eetlepels gehakte zwarte olijven

a) Rooster de cashewnoten in een grote, diepe koekenpan op middelhoog vuur, onder regelmatig roeren, gedurende ongeveer 3 minuten .

b) Verwarm de olie in dezelfde koekenpan op middelhoog vuur. Voeg de ui en knoflook toe en kook, al roerend vaak, ongeveer 4 minuten, of tot ze gaar zijn. Roer de kruimels, komijn, rode pepervlokken en zout erdoor. Kook en roer gedurende 30 seconden.

c) Voeg de tomaten toe, roer goed en schraap de bodem van de pan schoon.

d) Zet het vuur laag. Roer de bonen en rozijnen erdoor. Dek af en kook gedurende 5 minuten, of tot het geheel is opgewarmd en de tomaten gaar zijn. Voeg de olijven en geroosterde cashewnoten toe.

93. Soba-noedels met pindasaus

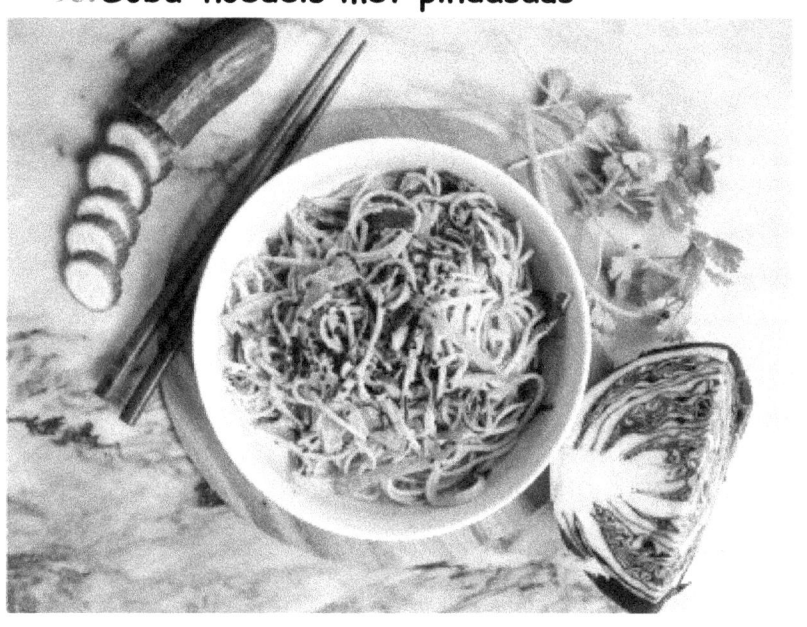

INGREDIËNTEN

- ¼ kopje water
- 1 eetlepel honing
- 3 eetlepels rijstazijn
- 2 eetlepels natriumarme sojasaus
- 1 theelepel geraspte verse gember
- 1 eetlepel sesamolie
- 1/8 theelepel gemalen rode pepervlokken
- 8 ons soba of volkoren noedels
- 3 wortels, in kleine luciferstokjes gesneden
- 2 lente-uitjes, gehakt

a) Combineer de pindakaas, water, honing, azijn, sojasaus, gember, olie en pepervlokken in een kleine pan op middelhoog vuur. Breng aan de kook en kook, onder voortdurend roeren, gedurende 1 minuut. Opzij zetten.

b) Breng een pot water aan de kook. Voeg de noedels toe en breng opnieuw aan de kook. Kook de noedels gedurende 4 minuten en roer dan de wortels erdoor. Laat 2 minuten langer koken, of tot de wortels knapperig gaar zijn. Giet de noedels en wortels af en doe ze in een grote kom.

c) Meng de noedels en wortels met de lente-uitjes en de pindasaus. Serveer onmiddellijk.

94. **Fusilli met champignons en snijbiet**

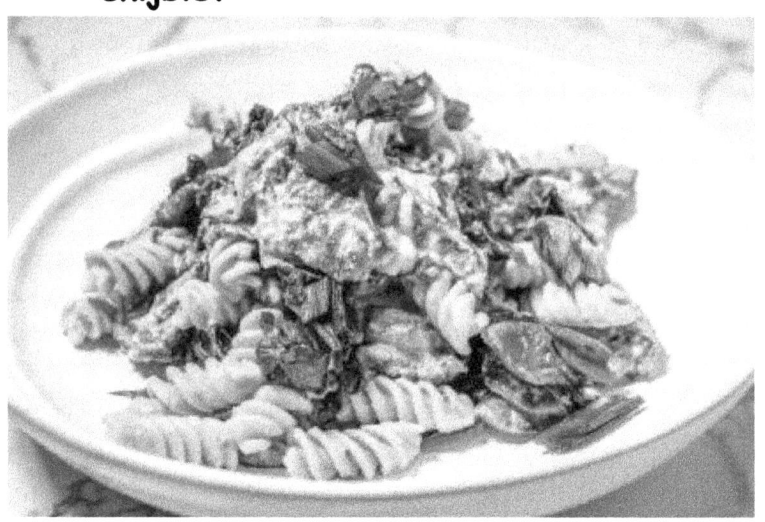

INGREDIËNTEN

- 8 ons fusilli -pasta, gekookt
- 12 ons vleesloze hamburger brokkelt af
- 4 grote sjalotten
- 1 grote bos groene snijbiet, gesnoeid
- 10 ons shiitake of bruine champignons
- ¼ theelepel zout
- ¼ theelepel gemalen zwarte peper
- 2 eetlepels gehakte verse peterselie
- 1/3 kopje geraspte Parmezaanse kaas

a) Verhit ondertussen in een grote koekenpan 3 eetlepels olie op middelhoog vuur en kook de burger tot hij ontdooid en warm is. Doe over op een bord en houd warm. Voeg de resterende 3 eetlepels olie toe aan de pan. Voeg de sjalotjes toe. Voeg de snijbietstelen toe. Kook ongeveer 4 minuten, vaak roerend, tot ze zacht zijn. Voeg de champignons, zout en peper toe. Kook gedurende 2 tot 3 minuten.

b) Roer de peterselie en snijbietblaadjes erdoor en kook nog 1 minuut .

c) Giet de pasta af en bewaar 1/3 kopje kookwater. Doe de pasta en het gereserveerde water terug in de pan. Voeg het snijbietmengsel, de burgerkruimels en de kaas toe. Goed omscheppen en onmiddellijk serveren.

95. Gevulde paprika's op Mexicaanse wijze

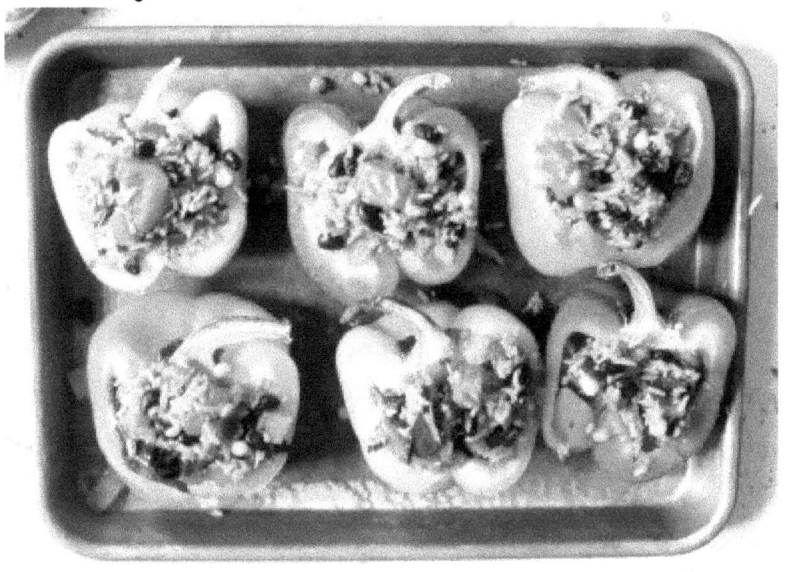

INGREDIËNTEN

- 1 jalapeño chilipeper
- 2 grote teentjes knoflook
- 1 blik gestoofde tomaten
- ¼ kopje groentebouillon of water
- 2 eetlepels chilipoeder
- 2 kopjes gekookte bruine rijst
- 3/4 kopje bevroren maïskorrels
- 2 pruimtomaatjes, gehakt
- ½ ui, gehakt
- 2 eiwitten
- ¼ theelepel zout
- 4 grote poblano-paprika's
- 3/4 kop geraspte Monterey Jack-kaas

a) Meng de jalapeñopeper, knoflook, gestoofde tomaten met sap, bouillon of water en 1 eetlepel plus 2 theelepels chilipoeder in de kom van een keukenmachine

b) Meng de rijst, maïs, pruimtomaatjes, ui, eiwit, zout, geroosterde noten en de resterende 1 theelepel chilipoeder in een middelgrote kom. Halveer de poblano- of cubanelle-paprika's in de lengte en verwijder de steeltjes en zaadjes. Schep ongeveer een half kopje vulling in elke paprika

c) Bedek de schaal met folie en bak gedurende 40 tot 45 minuten, of tot de paprika gaar is.

96. Gnocchi-braadpan

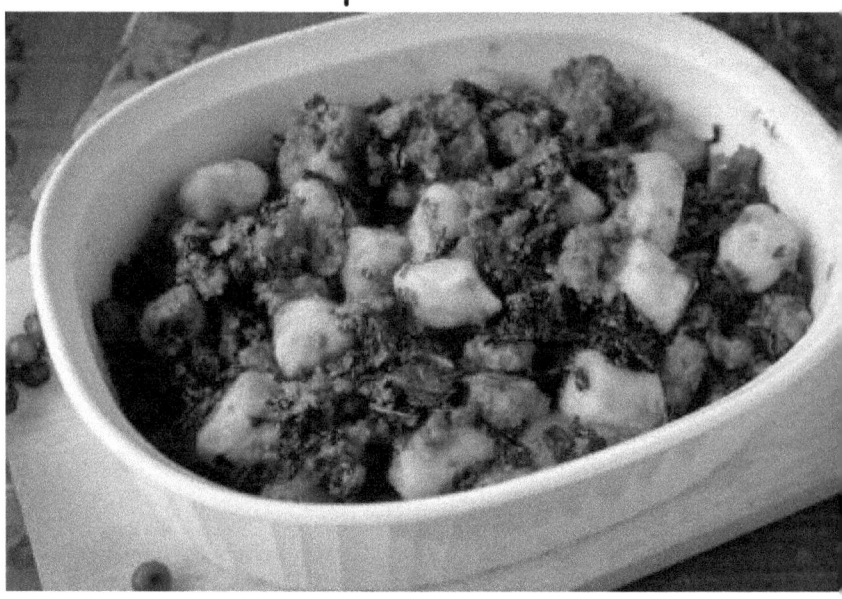

INGREDIËNTEN

- 3/4 kop halfvolle ricottakaas
- ¼ kopje verse basilicum, in dunne plakjes gesneden
- ½ kopje geraspte mozzarella met verlaagd vetgehalte
- 2 eetlepels geraspte Parmezaanse kaas
- 1 ei, lichtgeklopt
- 3 kopjes bereide marinarasaus
- 1 pakje aardappelgnocchi (16 ons).
- 2 kopjes spinazieblaadjes, in dunne plakjes gesneden

a) Combineer de ricotta, basilicum, amandelen, ¼ kopje mozzarella, Parmezaanse kaas en ei in een kleine kom. Roer tot het gemengd is. Opzij zetten.

b) Verdeel een dunne laag marinarasaus in de ovenschaal. Leg de helft van de gnocchi en spinazie op de saus. Gebruik de helft van het ricottamengsel en plaats kleine klodders op de spinazie. Bedek met nog een dun laagje saus. Herhaal het proces en eindig met saus. Strooi de resterende ¼ kopje mozzarella erover.

c) Bak gedurende 40 minuten, of tot de bovenkant bubbelt en de kaas lichtbruin is. Laat 15 minuten staan voordat u het serveert.

ETEN

97. Filet Mignon Met Mosterd

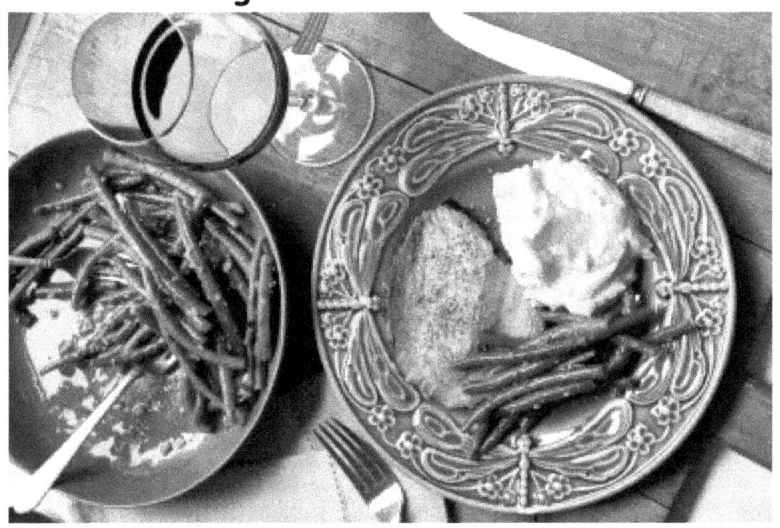

INGREDIËNTEN

- 1½ pond kleine rode aardappelen, gehalveerd
- ½ theelepel zout
- 4 ossenhaassteaks zonder bot
- 3/4 theelepel grond zwarte peper
- 1 eetlepel + 1 theelepel korrelige mosterd
- 3 eetlepels zure room met verlaagd vetgehalte
- 1 kleine pruimtomaat, fijngehakt
- 2 eetlepels geknipte verse bieslook
- 1 eetlepel bereide mierikswortel
- 1 kleine sjalot, fijngehakt

a) Doe de aardappelen, olie en ¼ theelepel zout in een ovenschaal van 9 x 9 inch en roer om. Bak gedurende 30 minuten .

b) Bestrooi de steaks aan beide kanten met de peper en het resterende ¼ theelepel zout. Plaats op de voorbereide grillpan. Rooster 2 tot 10 cm van het vuur gedurende 4 tot 5 minuten, tot ze bruin zijn.

c) Draai en bestrijk de bovenkanten met 1 eetlepel mosterd. Kook 3 tot 4 minuten .

d) Terwijl de steaks rusten, maakt u de saus door de zure room, tomaat, bieslook of bosui, mierikswortel, sjalot en de resterende theelepel mosterd in een kleine kom te mengen tot alles goed gemengd is.

98. Griekse aubergine ovenschotel

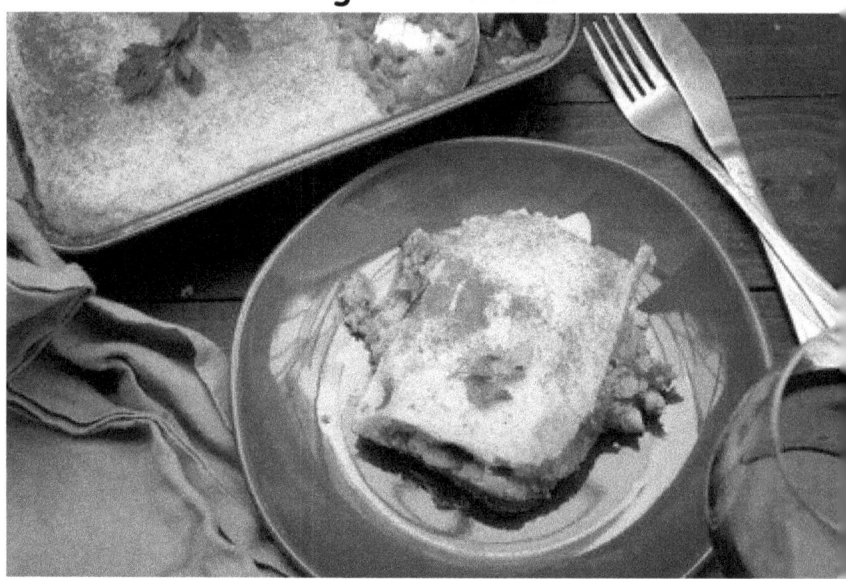

INGREDIËNTEN

- 1 ui, gehakt
- 2 teentjes knoflook, fijngehakt
- 3/4 pond 97% mager rundergehakt
- 1 blik tomatenblokjes zonder zout
- $\frac{1}{4}$ kopje tomatenpuree
- $\frac{1}{2}$ theelepel gemalen kaneel
- $\frac{1}{4}$ theelepel gemalen piment
- 2 aubergines, geschild en in de lengte gesneden
- 2 kopjes 1% melk
- 3 eetlepels maizena
- $\frac{1}{2}$ kopje geraspte Romano-kaas

a) Verhit een grote koekenpan bedekt met kookspray op middelhoog vuur. Kook de ui en knoflook gedurende 3 minuten, of tot de ui zacht begint te worden. Voeg het rundvlees toe en kook 5 tot 7 minuten . Roer de tomaten , tomatenpuree, kaneel en piment erdoor. Aan de kook brengen.

b) Leg de helft van de aubergine op de bakplaat en bestrijk met 3 eetlepels olie. Braden

c) Meng de melk en het maizena in een kleine pan. Breng aan de kook en roer de kaas erdoor.

d) Leg de helft van de aubergine in de ovenschaal en vervolgens de helft van de vleessaus. Herhalen. Verdeel de kaassaus erover. Rooster gedurende 3 minuten .

99. Vijfkruiden-pecannotenvarkensvlees

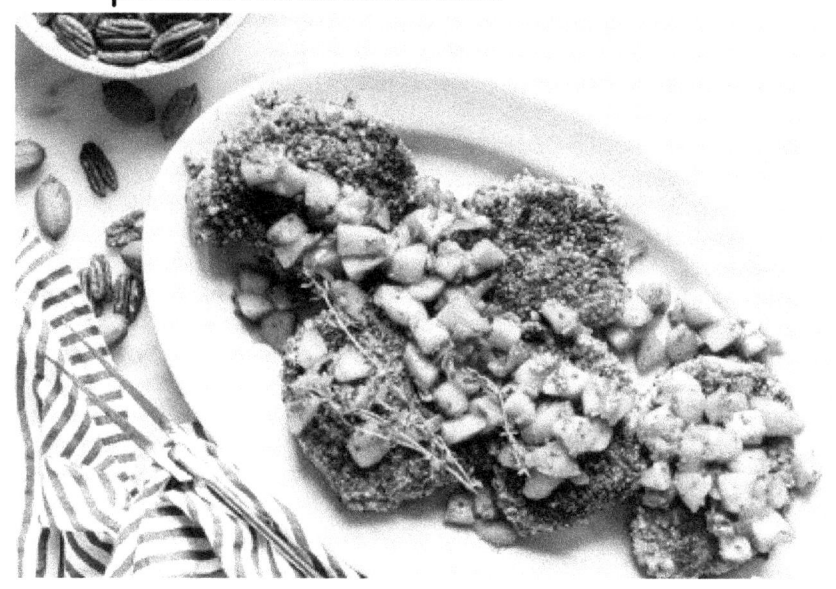

INGREDIËNTEN

- 1 pond varkenshaas, in tweeën gesneden
- 2 theelepels vijfkruidenpoeder
- $\frac{1}{4}$ theelepel zout
- 2 theelepels transvrije margarine
- 3 grote Granny Smith-appels
- $\frac{1}{2}$ kopje gedroogde veenbessen

a) Wrijf het kruidenpoeder en $\frac{1}{4}$ theelepel zout over alle kanten van elk stuk ossenhaas .

b) Smelt 1 theelepel margarine in een kleine koekenpan met anti-aanbaklaag op middelhoog vuur. Voeg het vlees toe en kook, indien nodig, ongeveer 4 minuten, of tot het aan alle kanten bruin is. Dek af en laat verder koken, af en toe draaiend, gedurende ongeveer 12 minuten

c) Meng ondertussen de appels, veenbessen, de resterende theelepel margarine, de pecannoten, het water en het resterende snufje zout in een zware koekenpan op middelhoog vuur.

d) Kook, terwijl u de pan af en toe schudt, tot de vloeistof bijna is verdampt en de appels zacht worden. Serveer met de varkensmedaillons.

100. Gegrilde varkenskarbonades met sinaasappel

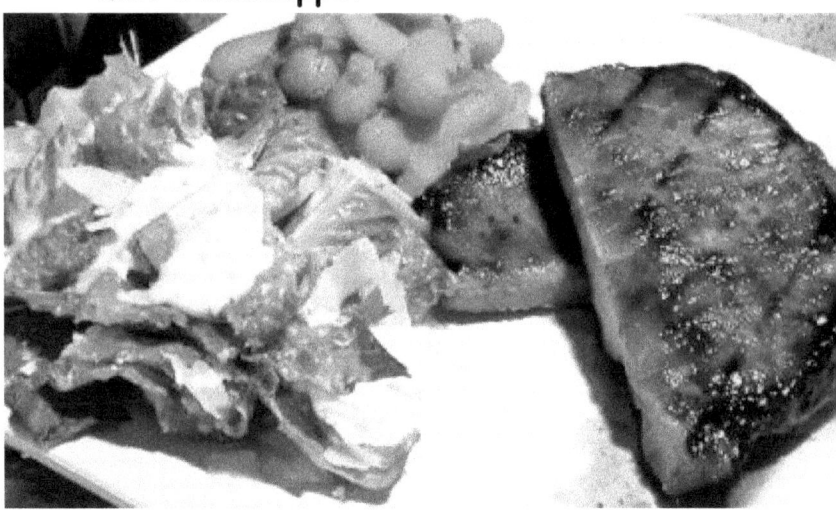

INGREDIËNTEN

- 2 sinaasappels
- ½ kleine rode ui, in dunne plakjes gesneden
- ½ theelepel gemalen zwarte peper
- ½ theelepel gerookte paprikapoeder
- ½ theelepel zout
- 4 varkenskarbonades zonder botten

a) Smeer een grillrooster of rek in een grillpan in met kookspray. Verwarm de grill of grill voor.

b) Snijd de schil en het witte vel van de sinaasappels. Houd de sinaasappels boven een middelgrote kom om het sap op te vangen en snijd tussen de vliezen door om de partjes los te laten, zodat ze in de kom kunnen vallen. Knijp in de membranen zodat eventuele sappen in de kom terechtkomen. Voeg de olijven, ui en paprika toe aan de kom. Gooi om te combineren.

c) Combineer de paprika en het zout in een kleine kom. Wrijf beide kanten van de koteletten in. Grill of braden, één keer draaien, gedurende 6 tot 10 minuten, of totdat een thermometer in het midden van een karbonade 155 ° F registreert. Serveer de karbonades met het sinaasappelmengsel.

CONCLUSIE

Nu we onze reis door 'Evenwichtsoefening A Low-Protein Cookbook' afsluiten, hopen we dat je ontdekt hebt dat een eiwitarm dieet niet betekent dat je afscheid moet nemen van culinair genieten. In plaats daarvan is het een kans om nieuwe smaken, ingrediënten en kooktechnieken te ontdekken die aansluiten bij uw voedingsdoelen en tegelijkertijd uw smaakpapillen prikkelen.

Mogen de recepten op deze pagina's u inspireren om maaltijden te creëren die niet alleen voedzaam zijn, maar ook uw zintuigen bevredigen. Omarm de balans tussen gezondheid en verwennerij, en weet dat elk gerecht dat je bereidt een stap is op weg naar een gezonder en gelukkiger jij.

Bedankt dat we deel mochten uitmaken van uw culinaire avontuur. Moge u, terwijl u door de wereld van eiwitarm koken blijft navigeren, vreugde, voldoening en welzijn vinden in elke hap, en moge uw reis gevuld zijn met de heerlijke ontdekking van de talloze smaken die dit culinaire pad te bieden heeft.